がん哲学外来から広がる言葉の処方箋

いい覚悟で生きる

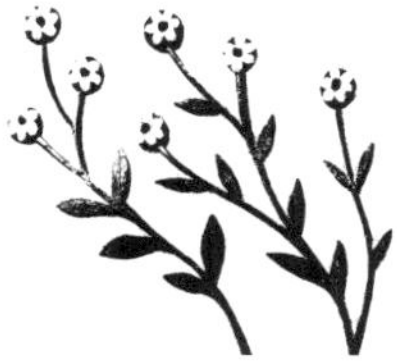

順天堂大学医学部病理・腫瘍学教授
一般社団法人がん哲学外来理事長
樋野興夫

小学館

がん哲学外来――心地よく、気軽く

私が提唱者として順天堂大学医学部附属順天堂医院に、3か月の期間限定で「がん哲学外来」という特別外来を開設したのは、２００８年1月のことでした。

名前に「哲学」とついていて、なんだかわけのわからない外来に来る患者さんは、そう多くはないでしょう。私は大学の教授室で待機していて、「患者さんがみえましたよ」と呼ばれたら出ていく。それくらいのつもりでした。ところが、案に相違して予約は次々と入りました。ついにはキャンセル待ちが50組にもなってしまい、希望する患者さんすべてに対応できないまま3か月の特別外来は幕を閉じました。

それから6年半という時がたち、「がん哲学外来」は一大学病院という陣営から外へ飛び出して、全国に活動の場を広げることを目的としたＮＰＯ法人に、そして、現在は一般社団法人がん哲学外来へと発展しています。

私は、これまで延べ３０００人に近い患者さんとその家族との個人面談、つまり、がん哲学外来を行ってきたことになるでしょうか。全国のがん患者の会や医療に携わる人たち、ホームページをご覧になった患者さんや家族から、がん哲学外来の「出前」や「出張講座」の要請をたくさんいただきます。約60分の対話を通して、「病気であっても、病人ではない」その人らしい生き方の探求をモットーに、医療機関に限らずさまざまなところで開催しています。さらには、がん哲学外来を経験した人が中心となって、より大勢の人に対話の場を設けるグループ面談、「がん哲学外来メディカルカフェ」も全国に増殖中。これほど多くの賛同を得られるとは驚きです。がん哲学外来がまさに時代に求められていると感じ、身が引き締まる思いでいます。

私自身は病理学者ですから、ふだんは研究室にこもりきりで、患者さんと接する機会はほとんどありません。ところが、アスベストが原因とされる中皮腫《ちゅうひしゅ》のがん患者が多発していることが判明した２００５年、転機は訪れました。私は中皮腫の検査方法を開発していたことなどから、順天堂医院に急遽《きゅうきょ》立ち上げた「アスベスト・

中皮腫外来」を手伝うことになり、患者さんを問診する機会を得たのです。それは、診断でも治療でもなく、その待ち時間を利用してのまさに「対話」でした。

がんと告知されて不安を抱える患者さんやその家族と接するうちに、がん医療に足りない何か、現場で気づいていない何かがあると痛感し、私は真剣に考えるようになりました。それは、一般的なセカンドオピニオンやカウンセリングとは違う、患者さんの人間性や尊厳にふれるようなものではないか。その中ではたと思い至ったのが、医療の現場と患者さんの「すきま」を埋めるがん哲学外来だったのです。

私が、科学としてのがん学を学びながら、がんに哲学的な考え方を取り入れていく領域があってもいいのでは、と考えたのは、がんを専門に扱うようになってすぐのころからです。20歳のころから独学で元東大総長・南原繁《なんばらしげる》の「政治哲学」を学んでいた私は、その後、元癌《がん》研究所所長・吉田富三《よしだとみぞう》のお弟子さんとの出会いを通して、日本を代表するがん病理学研究者、吉田富三の「がん学」を深く学ぶ機会を得ました。まるで機が熟したように、そこから両者を合体させた「がん哲学」の提唱へと導かれたのです。「がん哲学」はいわば、がんであっても役割意識と使命感を失わずに生きるための人間学と生物学がドッキングしたもので、私のオリジナルです。

日本人の2人に1人が、がんにかかる時代となって、がん哲学の必要性はいよいよ切実さを増してきました。そのタイミングで生まれた「がん哲学外来」は、がんが発症したことをきっかけに、生きることの根源的な意味を考えようとする患者さんと、がん細胞の発生と成長に哲学的な意味を見出そうとする病理学者の出会いの場でもあったのです。

がん哲学外来を定期的に行うようになると、患者さんとの対話を通じてがん哲学のエッセンスを伝えるには「言葉」が不可欠だと考えるようになりました。そこで、「言葉の処方箋《しょほうせん》」を出すことにしたのです。

さまざまな思いを抱える多くの人たちと対話し、言葉の処方箋を出すには、私自身も勉強しなければなりません。その手引きとなるのが、やはり20歳のころから親しんできた新渡戸稲造《にとべいなぞう》、内村鑑三《うちむらかんぞう》、矢内原忠雄《やないはらただお》の書物です。彼らの教えの中には人間の生き方に深くかかわる金言《きんげん》が数多く含まれています。折にふれて、その言葉を引用させてもらったり、私なりに解釈したりして、対話の中にいかしています。

したがって、私のがん哲学外来では、先に名前をあげた南原繁、吉田富三、そしてこの3名の偉人たちの知恵と言葉を、私が今に伝えていると考えてくだされればいいのです。

本書で取り上げた言葉の処方箋も、同じく5名の偉人プラス私という6人のチーム医療と思っていただければ幸いです。

処方箋の中には矛盾する言葉もあります。それは、そのときどきで患者さんに向き合い選んだ言葉ですから、ある患者さんには適切だと考えて伝えた言葉と、別の患者さんに贈った言葉とが一致しないこともあるからです。ですから、みなさんが言葉の処方箋を必要とするとき、理屈ではなく、頭に残る言葉をそのときのご自分に合った処方箋として適宜、取り出していただければと思います。

「言葉の処方箋は、治療費無料、効能100パーセント、副作用なしですね！」

がん哲学外来を受けた患者さんからいただいた感想です。涙なくして語れません。

もくじ

第2章 つながる

第3章 受けとめる

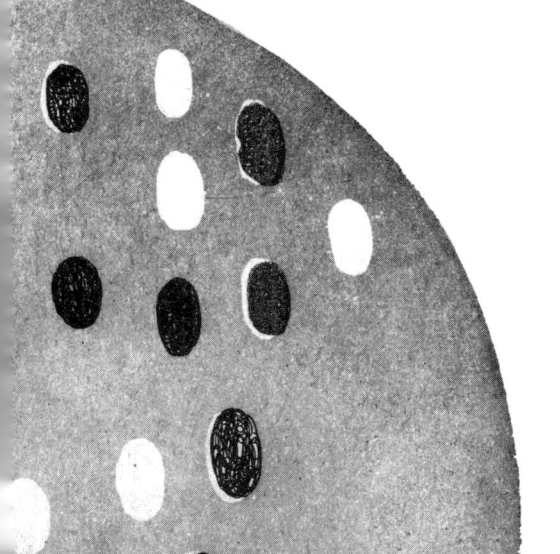

第4章
乗り越える

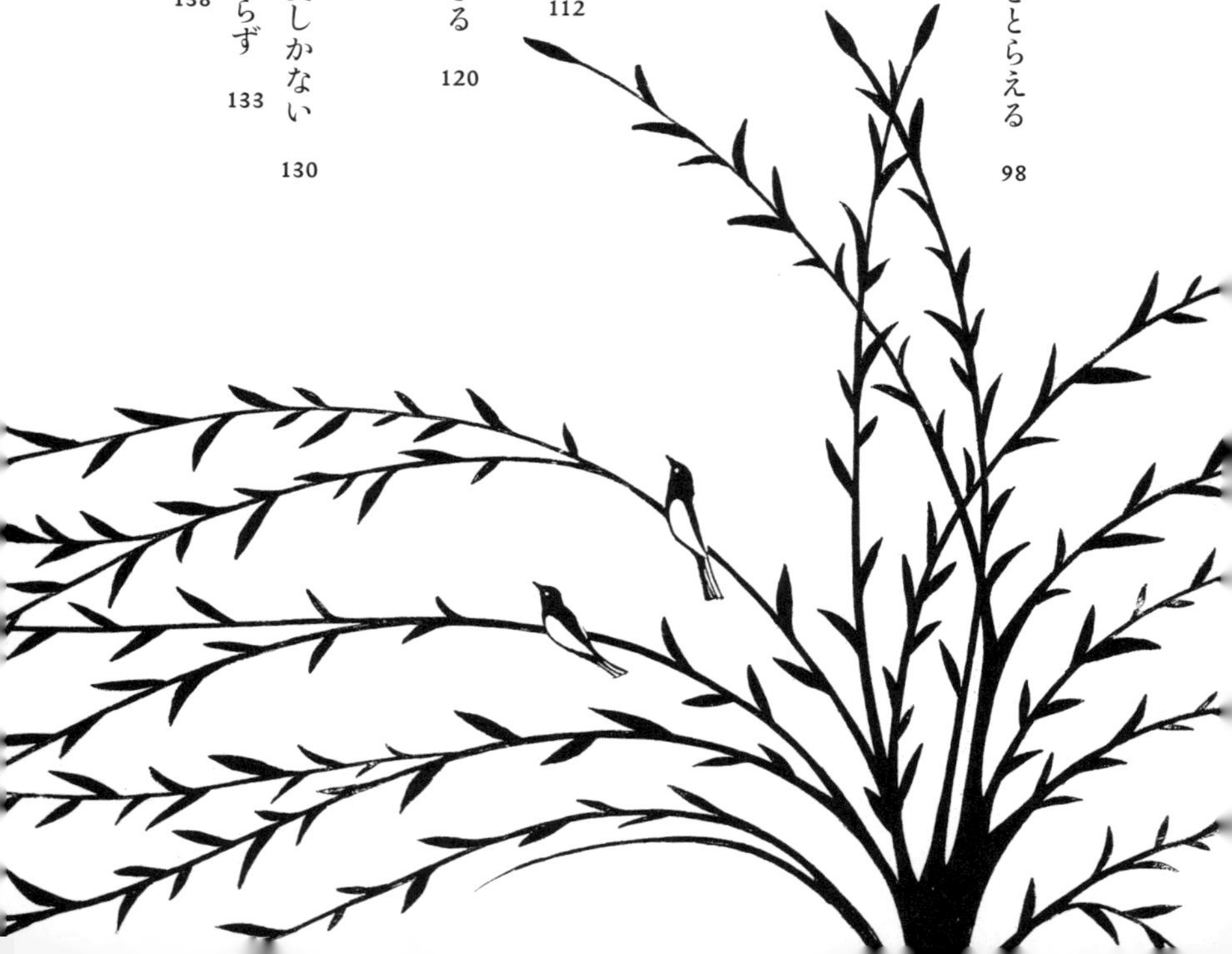

第5章 与える

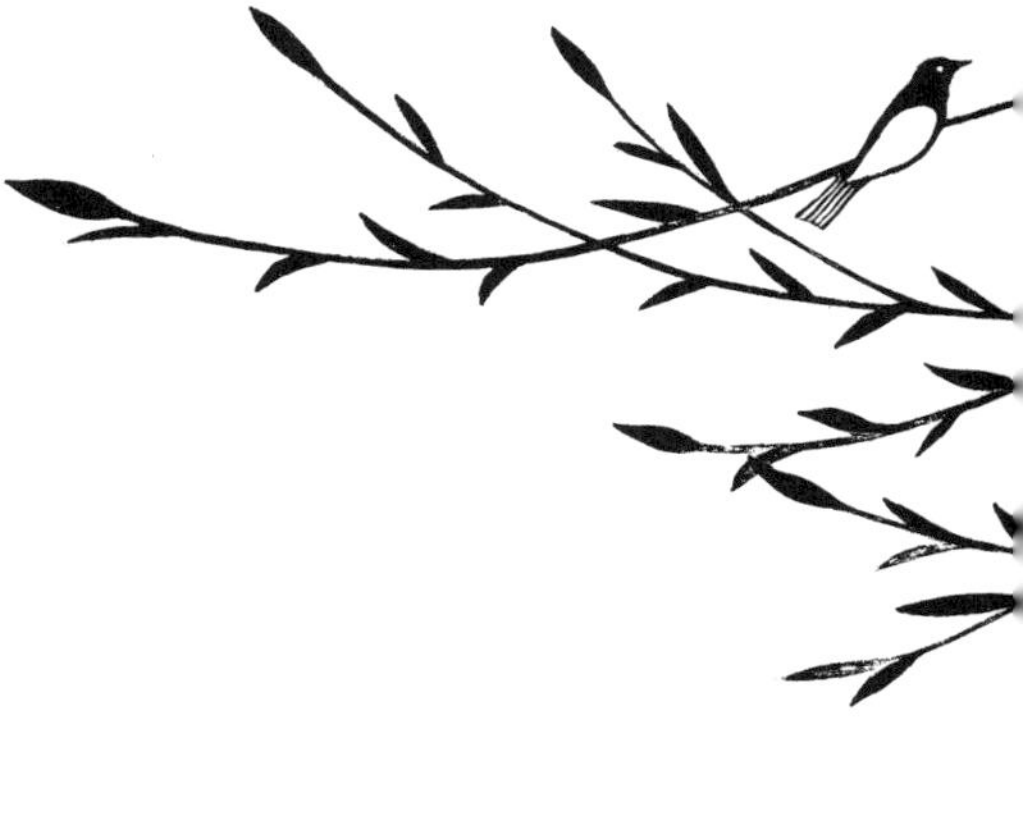

編集部註

本文中における医療事例については、個人情報保護の観点から、がんの種類等の病名、性別、年齢は変更しております。

装画　水上多摩江
装幀　芝　晶子（文京図案室）

第1章

ゆだねる

人生いばらの道、されど宴会

心の宴会をたくさん持てば、苦しみを忘れられないまでも、ちょっと離れていることができます。


いばらの道と宴会、お互いに交わることのない言葉のように思えるでしょう。いったいいなんのことだと思う方もいるでしょう。

「言葉の処方箋」はぜひ声に出して読んでみてください。すると、意味そのものよりも、言葉のリズムや語感が頭に残り、ちょっと楽しくなりませんか？

ある日のがん哲学外来でのことです。前立腺がんで4年来、治療を受けているこの患者さんは、血色もいいし、はつらつとしていてがんには見えません。

「だから、みんなが言うんです。『元気そうで、とてもがんで闘病していると は思えない！』って。中には、『髪もふさふさじゃないか』と言う人もいます。

がん患者は元気そうではいけないのか、と正直、落ち込みます」

声をかける側は、思っていたよりも変わらぬ姿に安堵《あんど》して、相手を気遣い、励ましの気持ちを込めて言っているのだと思います。

「元気そうでよかった」という言葉に相手が傷ついているとはなかなか思えないでしょう。

でも、その患者さんは言われるたびに、「じゃあ、青白い顔をして、やせ細って、力のない声、今にも倒れそうな姿でいかにもがん患者という姿でいれば、あなたは満足するのか」と感じてしまうのだそうです。思いのほか元気そう、がん患者には見えないという言葉こそ「いちばんいやな言葉」だと言いました。

この発言に驚いたのは同席していた家族です。突然の発症からこれまで前向きに、一緒にがんと闘ってきたと思っていたのに、心の奥に畳んでいた複雑な思いがあった。患者さんが吐露したのは、周囲の人たちが、治療の苦しみや再発、死への不安を軽くしてあげようと口にする「わかったような言葉」の心なさだったのです。

そこで、私は言いました。

「人生いばらの道、にもかかわらず宴会。されど宴会でいきましょう」と。

みんな一瞬あっけに取られました。

宴会というと、なんとなくお酒が入って大勢でにぎやかに過ごす会を連想するかもしれません。なんと不謹慎だと思う方もいるでしょう。もちろん、ときには家族や親しい人と、お酒でも飲みながら歌ったり語り合ったりしたら、楽しいでしょう。でも、ここで私が言いたいのは、そうした物理的な宴会ではなく、ひとりでもできる「心の宴会」です。

がんで苦しんでいる人でも、一瞬たりともがんのことが頭を離れないというわけではないと私は思います。束の間でもがんを忘れることがあるのではないでしょうか。

そんなときは、きっと親しい人の顔や好きな音楽、書物などの一節を思い浮かべたり、趣味のことを考えたりしているのではありませんか。あるいは、これまでに受けてきた親切や思わずほほえんでしまうような出来事を思い出しているかもしれません。

こうした心に残る出来事や言葉、感激した思いを反芻《はんすう》して、しばし鼻歌交じりの気分にひたるひととき、これが心の宴会なのです。

こうした心の宴会をたくさん持てば持つほど、苦しみや傷ついた気持ちを忘れる時間は増えていきます。忘れられないまでも、ちょっと離れていることができます。だから、こうした宴会をできるだけたくさん持ってください。夜毎の宴会、朝からの宴会、大いに結構ではありませんか。

そう説明すると、患者さんは破顔一笑。

「がんになっても人生は続いているんですよね。いばらの人生であればこそ、病気のことは置いておいて、楽しまなければ損ですね」

と言ってくれました。

このもととなる教えは、旧約聖書の「箴言《しんげん》15章15節」にあります。つまり、「悩んでいる者の日々はことごとくつらく、心の楽しい人は常に宴会をもつ」に由来します。「箴言」とは、ユダヤ教では「諸書《しょしょ》」のひとつであり、キリスト教では知恵文学のひとつとして「詩篇」のあとに置かれている重要な書物です。内容はさまざまな教訓であり、徳や不徳とその結果もたらされること、日常における知恵や忠告などに満ちています。

人の一生はどこかでいばらの道に踏み込むこともあり、決して何事もなく無事に、というわけにはいきません。誰もが、人生に一喜一憂することがあるでしょう。それでも、どんな境遇にあっても、人生は楽しまなければならない。私自身もそうありたいと願い、言葉を贈っています。

困難に見舞われるときこそ、しばし「心の宴会」に身をゆだねて、ほほえみを取り戻してほしいと思います。そのひとときは、あなたが思う以上にいばらの道を踏みしめて歩く力になるのですから。

言葉の処方箋

ユーモアとはユー・モアなり「あなたを、もっと大切に」

つらいときこそ、あなたがあなたであるためにほほえみを、そして、ユーモアを思い起こしましょう。

がん哲学外来にやって来る患者さんの多くは、「がん」によって心が折れた人たちです。余命告知を受けたり、転移・再発をしたりして、自分ではどうにもできない不安を抱えて来ます。

部屋に入って来るとき、その人の顔はたいてい暗く沈んでいます。初対面の挨拶《あいさつ》をなんとかにこやかにしたいと心がけるのに、表情がこわばっている人がほとんどです。

最初の20分ぐらいは、私は暇《ひま》げな風貌《ふうぼう》で、何も言わずにただ相手の話をひたすら聞きます。「どうしてここに来られたのか」「誰かの紹介か」などを問うくらいで、ひたすら傾聴するのです。

話しながら思い余って涙を流す人が少なくありません。がん患者という立場の理不尽さに憤り、怒る人もいます。

そうかと思えば、少数ですが、空元気《から》を出して強がっている人もいます。しかし、言うまでもなく空元気は自然な状態ではありません。無理な元気です。

私は病理学者として、がん細胞の風貌を顕微鏡で見て、その細胞について知ることを専門としていますので、同じように、がん哲学外来にやって来た人の言葉や様子を見ることで相手を知ろうとします。そうして、相手にどのような言葉の処方箋を語ることができるか熟考するのです。

時に、どんな言葉をかければいいのか皆目わからない、なんの言葉もかけられない、という場合もあります。

そんなときは、無理に言葉をかけるのではなく、困ったな、という顔でひと口、お茶を飲むことにしています。少しの間、沈黙が続きます。そしてまた、相手がぽつりぽつり話し出すと、私はそれに耳を傾けるのです。

このとき、「みんなも同じ思いでいるんですよ。あなただけじゃありません」とか、「もっとつらい思いをしている人もいるんですよ」などと言うのは禁句です。

また、こちらばかりがしゃべっていては、患者さんは弱音やつらいという気持ちを吐き出すことができなくなってしまいます。

困ったら、お茶を飲む。そして、沈黙を恐れるのではなく、「沈黙を一緒に過ごす」というのががん哲学外来の基本です。

人というのは30分も話し続ければ、ひと息つきます。相手の話を聞いたあとは、今度は私が語ります。後半20分くらいはほとんど私が話していると言えるでしょう。そして最後は心を許した友のように互いに言葉を交わすのです。

これが、がん哲学外来が一般的な「相手の話を傾聴する」カウンセリングとは異なるところで、「対話」と称しているゆえんです。お互いが言葉を交わす会話とは違い、たとえどちらかが一方的に話し、一方が沈黙を通すだけでも、同じ時間を共有する、それが対話なのです。

「ユーモア（humor）とはユー・モア『you more＝あなたを、もっと大切に』ということですよ」

こう言うと、「先生、それはだじゃれですか？」と患者さんの表情はちょっとほころびます。

「そのほほえみが、きっとあなたらしい表情ですね。『あなたを、もっと大切に』、いい言葉じゃないですか」

そう続けると、患者さんはなんとも素晴らしい笑顔になり、来たときとはまったく別人の顔に変わるのです。

対話に欠かせないものが、ユーモアだと私は思っています。かといって、何か特別な小咄《こばなし》を考えなさい、というようなことではありません。

たとえば、ただ「お節介」と言っただけでは聞き流してしまいますが、お節介に「偉大な」とつくだけで耳を澄まし、次の瞬間、表情がちょっとほころびます。「暇げな風貌」と言えば、くすっと笑いがもれます。「ユーモアとはユーモアなり」は、以前、知人から聞いて印象的だった言葉を処方箋に選んだものです。こうした身近なユーモアでいいのです。

私が、自分の名前「樋野興夫（ひのおきお）」を英語にもじり、「私はオリジン・オブ・ファイアー。火を興す人」と言えば、やはりほほえみが生まれます。オリジン（origin）とは英語で「起源」「根源」を意味します。「オリジン・オブ・ファイアー」とは、情熱の起源という意味にもなります。がん哲学という新しい分野の情熱の起源であれ、「われオリジン・オブ・ファイヤーたらん」という気概を持って、日々がん哲学外来に臨んでいます。

八方塞がりでも天は開いている

進むことも退くこともできない、と思ったら、
天を、空を、見上げてください。

これまで順調に歩んでいると思っていた人生が、大きく迂回させられたり、ときにはストップしたりして、失望という心の状態を抱えることがあります。

がん哲学外来に来る人は、そういったつらい現実にがんじがらめになり、不安に押しつぶされそうになっています。

その患者さんは、会社では順調に出世してきて、さらなるステップが見えた矢先に、会社の健康診断でがんが発見されたというのです。

「その瞬間、それまで懸命に築いてきたものが、ガラガラと音を立てて崩れてしまった」

と言いました。

幸い、ごく初期の発見で手術もうまくいき、予後もいいのだそうです。でも、再発のことを考えると、夜も眠れない。会社では負担のない仕事という理由で、やりがいを感じられない部署に異動させられて、これまでのキャリアはなんだったのか、自分の人生はもう終わりだ、と言葉をぶつけてくるのです。

「行くも戻るもままならない、八方塞《はっぽうふさ》がりです」と絞り出すように続けました。

そのとき、私は言いました。

「八方塞がりでも天は開いてますよ」

相手ははっとしました。日々追い詰められた気持ちでいては天を、空を見上げる余裕すらなかったのでしょう。

ふと見上げた空が、青空でも星空でも雨雲が垂れ込める空であっても、人は一瞬空に吸い込まれるように「我《われ》」を忘れます。まさに、ゆだねているのです。

天は開いているということは、天にゆだねましょう、ということでもあります。ゆだねるとは、つらい現実から逃げることではなく、「不安を預ける」とでも言えばいいでしょうか。自分の全力をかけて努力をしたら、その後は静かに天命に任せる。ことの成否やなりゆきは、人知を超えたところにあるのだから、どんな結果になろうとも誰も責めない。そのような潔さがあることに気づいてほしいのです。

これまで十分に病気と向き合って、気持ちを奮い立たせてきた患者さんにとっては、すんなり心の中に入っていったものと思われます。

こうした対話を通じて投げかける言葉によって、あきらめの表情だった患者さんの顔がしだいに変わっていきます。目に小さなきらめきが生まれ、気がつけば穏やかな顔になっています。おそらく、今後の治療に、あるいは自分の人生に潔く専念できるのではないでしょうか。

言葉の処方箋

無頓着に大胆になること

がんに限らず、どんな病気にも、罪悪感を持たないでください。一喜一憂するよりも、自分が何をなすべきか知ることです。

病気になったことに罪悪感を持って、自分を追いつめている人をときどき見かけます。こうした傾向は、がんに限ったことではありません。たとえば、家族が認知症になった人も同じです。自分たちの対応が悪かったから、働かせすぎたから、もっと早く気がついてあげていたら……などと後悔して苦しみます。

がんも認知症も、どんな病気でもそうでしょう。その人や家族が悪いから発症するわけではありません。不摂生が生活習慣病を悪化させることがあるように、ライフスタイルが発症の遠因になることはあるでしょうが、それは確率の問題であって、罪悪感を持つようなことではありません。

それでも、どうしたら治るのか、自分の何が悪かったのか、と心に余裕がなくなって切羽詰まってしまうのが病気というものです。

そういうときに贈る言葉があります。

「無頓着《むとんちゃく》に大胆になることです」

病気のときほど、自分ではコントロールできないことが多いのに、それを一喜一憂している人がとにかく多いのです。

人生や生活に不要なものを減らして調和をもたらす生き方「断捨離《だんしゃり》」がブームになりましたが、病気のときこそ、身軽で調和の取れた人生に変えるチャンスです。それまでのやり方やこだわり、価値観を思い切って手放してみましょう。そして、自分でやることをできるだけ放棄しましょう。周囲に譲れるだけ譲ってしまえばいいんです。人に譲れば自分は暇になります。

社会の組織には、自分がやりたいという人はいっぱいいます。自分が自分が、と思う人がいます。そういうとき、どうぞどうぞと譲れば自分には暇ができます。暇ができると本当の自分の役割が与えられます。暇とは「日間《ひま》」、日間があれば光が差し込むものだからです。

しかし、なぜか自分で求めている間は、いい役割は与えられません。本当の役割とは「人のためにすること」であり、いい役割には「人から必要とされる喜び」を感じますから、自分で獲得するものではないのでしょう。そこはもっと受け身になって、ゆだねてもいいのです。

人に譲ることに焦りを感じたり、自分のほうがうまくできると競争心を持ったりしている間は、まだ無頓着になっていません。人に勝ったり負けたりという発想をやめて、全部人に譲るくらい大胆になってみる。すると、あとには自分に与えられた役割だけが残るものだと私は思うのです。

目下の急務はただ忍耐あるのみ

あれこれ考えない。考えて自分を追いつめてもどうにもなりません。耐えること一点に集中して、心配事は優先順位から下げることです。

「目下の急務はただ忍耐あるのみ」

私は、この言葉をがんで闘病中の患者さんに折にふれて処方しています。

これは、日本の病理学の父と言われる山極勝三郎《やまぎわかつさぶろう》の言葉です。山極先生は、ウサギの耳にコールタールを塗り続ける実験で、世界で初めて人工がん（扁平上皮《へんぺいじょうひ》がん）をつくることに成功した科学者で、ノーベル生理学・医学賞の候補になった人物です。

深く悩んでいる患者さんに励ましや慰めは不要です。がんの告知を受けて、それだけでも平静さを失っている患者さんにとって、進行度合いの心配、治療方法が本当にこれでいいのだろうかという悩み、医師は本当のところを明かしてくれているのだろうかといった疑心暗鬼、家族や仕事とどう折り合いをつけたらいいのか、経済的にやっていけるだろうか、などなど思い悩むことは尽きません。

自分はいったい何から手をつければいいのか、何をなすべきか、見失ってしまうのです。そういう精神状態のときは、心配されることすら負担に感じると言う人が少なくありません。

ある患者さんは、医師からすすめられた抗がん剤の副作用のことを非常に心配し、不安に感じていました。情報社会ゆえに、抗がん剤の副作用や、それを投与された人の体験談などを、山ほど集めて読んでいたのです。

それによって、恐怖がどんどんつのっていきます。そして、この副作用と折り合いをつけながら、経営している会社の舵取りをきちんとしていけるのか、と悩んでいらいらしています。

その患者さんに、私は言いました。

「目下の急務はただ忍耐あるのみ」

すると、患者さんは、ちょっと怪訝《けげん》な顔をしました。そこで、私はつけ加えました。

「すべきことは山積しているでしょうが、今はただ治療に専念しましょう。耐えましょう。抗がん剤も日々進歩しています。昔ほど副作用がきついことはありませんし、よりあなたに合ったものを医師が選んでくれますよ。今は治療に専念し、会社のことはよくなってから考えてはいかがですか」と。

このような言葉が、実際にがんに効いたり、治したりするわけではありません。しかし、文語調の言葉は覚えやすく、記憶に残ります。それを、お題目のように唱えればいいのです。

繰り返し唱えている間は、悩みや痛みといったネガティブに思う気持ちが遅れる、つまり先送りされます。その時間はおそらく、わずか30秒でしかありませんが、その30秒の間に少しだけ余裕が生まれると私は思っています。すべきことの優先順位がはっきりしている人は、それ以外のことはどうでもいいと腹をくくれば、きっと人生楽になると思います。「いい覚悟」ができると思います。


ある方は、「がん哲学外来」後に、こんな手紙を届けてくれました。

「ただ忍耐あるのみ、という言葉を日々唱え、治療を続けている妻も、留守を預かっている私も子どもたちも、一日一日を過ごしております。ただ忍耐あるのみ——どんな言葉よりも心に沁《し》みます」

たとえ言葉の意味を深く理解していなくても、唱えることで心が慰められる。それが言葉の処方箋です。

砕けたる心、小児のごとき心、有のままの心

子どもを抱きしめてなだめるのと同じように、どれほど愛をもって、傷ついている相手の話を聞いてあげるかが大切です。

常日ごろ、私が愛読している内村鑑三の著作『基督信徒《キリストしんと》のなぐさめ』の中に、「不治の病に罹《かか》りし時」という章があります。その中に、「砕けたる心、小児のごとき心、有《あり》のままの心」という記述があります。

がん哲学外来で多くのがん患者さんに会うようになって、私はこの言葉を実感として重く感じるようになりました。

がんを宣告されたとき、人はほぼ例外なく、心が砕け、幼い子どものように

聞き分けがなくなるのです。それまでに培ってきた教養も地位も、がんや難病の前では無力です。

「あなたのがんはごく初期です」

「今はがんでも50パーセントは治ります」

医師が説明し、どんな治療をしていくかを誠実に話しても、その場では一見神妙に聞いているようですが心ここにあらず、次の日からセカンドオピニオンを求めて、病院や医師を転々とします。いわゆる「セカンドオピニオン・ショッピング」の始まりです。

ひとりの医師の意見だけではなく、別の医師の意見も聞いて、患者が治療法を選択するセカンドオピニオンは、今ではごく当たり前のことですから、それ自体に反対する医師はいません。ところが、どこへ行っても同じ診断、同じ治療方針をすすめられたとしても、納得しようとせず、ショッピングが止まりません。治療に専念できず、さらには民間療法にも頼るようになります。

「納得できない」患者さんは、裏を返せば「自分では決められない」不安を抱える患者さんでもあります。今の医療現場は、患者さんの意思を尊重して、治療法を自分で選んでもらうことが前提です。深く迷うことも理解できますが、がん医学に携わる私から見ると、聞き分けのない小児と同じです。こうなると、理論的、科学的な説得など意味を持たなくなります。

泣きわめく子どもをなだめるとき、どんな方法がもっとも有効だと思いますか。それは、愛で包み込むしかありません。母親ならばただ抱きしめてやるでしょう。しばらくすると、子どもは泣きやみます。愛を感じるからです。

砕けたる心の患者さんもそれと同じことなのです。

私が大人の患者さんを抱きしめてあげることはできません。でも、できることがあります。ただ、黙って話を聞くのです。相手の話す内容が混乱したり矛盾したりしていても、否定せずに最後まで聞き続けます。そして、聞き終わると今度は、患者さんが悩みから抜け出すきっかけになるような「気になる言葉」を伝えます。

「砕けたる心、小児のごとき心、有のままの心、ですよ」

と話すことももちろんあります。

じっくり話をすると、がんになってしまった、という不条理は何も解決しませんが、患者さんはいくらか落ち着きます。「わかりました」と言うものの、言葉の処方箋が本当に身にしみて感じるのは、もう少しあとかもしれません。

人は、がんや病気をきっかけに死というものを間近に感じると、今日明日を「いかにして生きるか」という哲学的な命題と向き合うようになります。人間にはそういう誠実なところがあるのです。患者さんや家族の方が必要としているものは、いかにして生きるかという「生きる基軸」です。

だから私は砕けたる心を抱きしめるがごとく、愛を感じてもらえるように全身全霊をもって対話をし、生きる基軸となるような言葉を選んでいます。相手を患者としてではなく、ひとりの人間としてどれほど思えるかを問いながら。

あなたには死ぬという大切な仕事が残っている

死は誰にでも訪れるものです。
人生の終わりに迎える死は、最後に残された大きな仕事です。

「まさか自分ががんになり、余命宣告を受けるとは夢にも思いませんでした」がん哲学外来に来る患者さんのほとんどがそう言います。

「青天の霹靂《へきれき》」と言う人もいます。晴れ渡った空に突然起こる雷のような「がん告知」は、まさに突然受ける衝撃です。

人間は言葉で考え、言葉で悩みます。希望を見失った患者さんには、どんな言葉もむなしく響くだけですし、差しさわりのないきれい事を言っても力にはなりません。患者さんを力づけるような言葉とは、心に深く共振する言葉です。

人間の尊厳にふれる言葉と言ってもいいかもしれません。それは時に、遠慮のない言葉になることがあります。

ある日、がんが体中に転移して手の施しようがなく、余命宣告をされた患者さんが来ました。この人は、残された時間を絶望の中で待つことに耐えきれず、自殺を図ったけれど死ねなかったと言います。

「希望を捨てずに頑張りましょう」と周囲の人たちは声をかけたそうです。その言葉は患者さんにとってあまりにも残酷に響き、かろうじて張りつめていた細い糸を断たれた思いがしたそうです。

死にきれなかった自分をどうすることもできず、気力を失った表情でぽつりぽつりと話す患者さんに私は言いました。

「それでも、あなたには死ぬという大切な仕事が残っていますよ」

しばらくの間、その人はうつむいたままでした。私は黙って待ちました。

「わかりました。なんとか頑張ってみます」

突然、顔を上げてそう言ったのです。私には、患者さんの背筋がすっと伸びたように見えました。

最初は、「死ぬという大切な仕事」という遠慮のない言葉に驚いたかもしれません。おそらく頭で理解したのではないでしょう。しかし、私も全身全霊をもって選んだ言葉です。人間の尊厳にふれるような深いところで、自分という存在や今確かにあるいのちを思い出したのかもしれません。がんと「向き合う」ことから、がんに自分を「ゆだねる」ことに変えられたとしたら、きっと少しだけ心の深呼吸ができたはずです。

家族と一緒に来る患者さんに対しても、私は遠慮しないでこの言葉の処方箋を口にします。「死」という言葉に動揺する家族もいます。それでも、患者さんの多くは、落ち込んでいた表情がパッと変わるのです。

なすすべもないと思っていた自分に「大切な仕事」が与えられているとは、まさかと思うのではないでしょうか。死に向かってどう生きるかという最後の仕事を立派に務めあげたいという決意が、やがて患者さんを高揚させます。

人間は、人生に期待すると簡単に失望するけれども、人生から期待される存在という生き方に変わっていく気づきの瞬間があります。それは人生の役割、使命感への気づきであり、死ぬ瞬間まで自分を成長させることができるという学びでもあるのです。間違いなく、「いい覚悟」で生きることにつながると私は信じています。

「暇げな風貌」と30秒の静思を

忙しそうにしている人間に、人は心を開きません。
信頼は、自分の脇を甘くしてこそ得られるものです。

私は、子どものころから何をするにも周囲の人よりも30秒は遅れます。打てば響くように何事にも素早く反応する人がいますが、私はその反対なのです。大人になってから、そのわけがわかりました。私はあれもこれもと焦らない性格です。今、何が自分には必要なことか、大切なことか、その優先順位をつけるために考えるくせがあり、30秒の静思が私には不可欠だから反応が遅いのです。

がん哲学外来で患者さんと相対するとき、この30秒が実は大切な間《ま》になります。面談の始めは患者さんの不安や悩みをじっくり聞くのですが、人によって話すペースが異なりますし、時には沈黙が続くこともあります。また、後半に私が話す段階になって、とっさには言葉が出ないことがあります。その間はお茶を飲んで、30秒は焦らず静思をするのです。これは、30秒間の有効活用です。

30秒という間は、慣れない人にとっては思いのほか長く感じると思います。沈黙に耐えられず、話し出す人もいます。おそらく私に気遣ってのことでしょう。その段階ではまだ本音の対話には至りません。沈黙をともに過ごせるというのは、相手に無用の遠慮をしないですむ信頼関係があってこそだからです。

がん哲学外来の約60分という限られた時間内でなるべく早く信頼関係を築くために、私が心がけていることがあります。それは、「暇げな風貌」、つまり自分を暇そうな雰囲気に見せるのです。忙しそうにしている人間に人は心を開かないでしょう。自分の脇《わき》を甘くして、相手につけ入る隙《すき》を与え、懐《ふところ》の深さを示す。これが私の心構えです。

面談の終盤、私が言葉の処方箋を伝えるころになると、患者さんはもう沈黙を恐れません。

ここで再び30秒が大切になってきます。言葉の処方箋は、意味はよくわからなくても頭に残り、繰り返し唱えるような言葉を選んでいます。というのは、お題目のように無心に唱えることで、病気の不安などネガティブになる気持ちを30秒間遅らせるのです。気持ちが落ち込むときのおまじないのようなもの。この効用が大事だと思っています。

「暇げな風貌と30秒の静思を」

これは、患者さんよりはその家族、そしてがん哲学外来のスタッフや医療者に、より気づきのある言葉かもしれません。

もうひとつ、30秒の使い道があります。集中力に欠けるときや、やるべきことに手がつかないとき、30秒間がまんして続けてみてください。30秒続けば、その先は必ず楽になります。試してみてください。

たかが30秒、されど30秒間は奥が深い。これが私の持論です。

第2章
つながる

いい覚悟を持って生きる

がんや病気と向き合う「ふつうの覚悟」ではなく、自分の役割意識と使命感を持って生きる決意、それが「いい覚悟」です。

「覚悟」という言葉に、あなたはどのようなイメージを持ちますか。

一般には、がんなのだから、病気なのだから、その事実をしっかり受け止めて、病気と向き合う覚悟、病気とともに生きる覚悟をしなさい、ということだと思うでしょう。

でも、それは「ふつうの覚悟」でしかないのです。あくまでも病気が先にある、つまり病気が主人公の覚悟でしかありません。

「いい覚悟」とは、主人公は病気ではなく、あなた自身が人として成長していくために持つものです。その違いはとても大きいと思います。

がんや病気で苦しんでいる人は、自分はもう一生この病気と向き合うしかないのだと思うでしょう。そして、がんや病気になってしまった自分にできることは限られている、周囲もこれまでの自分と同じようには接してくれないと思っているのではありませんか。

しかし、そう思うのはあなただけ、強《し》いて言うならば「自分の人生に期待ばかりしている」あなただけです。あなたは「人生から期待されている」にもかかわらず気づかずにいるのです。

生きている限りは、人は役割と使命感を持っていると私は思います。そこでは、病気だから、がんだから、体が不自由だから、という言い訳は通じません。これまで人生に期待するばかりだったとしたら、これからの自分は人生から何を期待されているのかを、ぜひ謙虚な気持ちになって問うてみてください。

それで苦しみが消えることはおそらくありません。病気という問題が解決されることもありません。けれども、苦難をとおしてこそ気づく、自分の役割意識と使命感があると思うのです。

今の自分にはどんな役割が与えられているのか、他者のために使える能力は何か残っていないのか。病気の自分を病人としてではなく、ありのままのあなたとして生きるための使命感を見つけたならば、必ず「その人らしいものが発動」してきます。他者に関心を持ち、人とつながることで人としての成長を続ける「いい覚悟」が芽生え、つきまとう苦悩を少しずつ忘れることができるはずです。

「いい覚悟を持って生きる」ことは、がん患者さん自身に限ったことではありません。身近な人ががんになったとき、自分がこれまでいかに生きてきたか、これからどう生きるのか、死ぬまでに何をなすべきかを真剣に考える、誰にとってもいい機会になるのです。

言葉の処方箋

いのちに期限はありません

いのちとは、今生きているこの瞬間、時間そのものです。

生きている限りは、いのちの時間が続いています。


「あと3か月、ですね。予想よりも進行が早い、と言われました」

進行がんの患者さんが、医師から余命告知をされたと言うのです。

「もう生きていても仕方ない、そんな気分です。このまま、最後の日がいつ来るか、いつ来るかと怯えながら生きなくてはならないのでしょうか」

一緒に来ている患者さんの家族も、言葉を失っています。

「私には3人の子どもがいます。下の子はまだ3歳です。この子たちを遺《のこ》して自分が先立つなんて考えたこともありませんでした。子どもたちはしっかりと生きていけるだろうか、幼い子どもたちが、将来、私のことを覚えていてくれるだろうかと思うと不安で、いっそのこと……と思うときと、この子たちの記憶に残るまでは死ねない、という思いが交互にやって来るのです」

患者さんの葛藤《かっとう》が痛いほど伝わってきます。お子さんたちの未来には、当たり前のように患者さんが親として寄り添っていたはずなのに、それがかなわなくなるのです。

この患者さんにもっとも必要な言葉はなんだろう。

「いのちに期限はありませんよ」

思いを巡らせた結果、この言葉を贈りました。

医師は、検査や診察の結果を伝えるために、余命という期限をつけます。ですが、余命は確率70パーセントの判定です。鵜《う》呑《の》みにする必要はありません。

現に、がん哲学外来メディカルカフェには、余命3か月と言われて10年以上経つ患者さんや、何度も余命告知をされたという患者さんが来ています。

いのちとは、今生きているこの瞬間、時間そのものですから、誰にも期限を決めることなどできないはずです。生きている限りは、いのちの時間が続いています。

どんなに苦しいときでも一日と思えば耐えやすく、楽しみもまた、一日と思えば度を超すことはない、と聞いたことがあります。今日、今のこの時間を大事に生きること、一日一日に自分の役割を見出すこと。それを怠って先のことを考え、不安になっても、人生はおろか明日すらないかもしれません。誰もが、「明日から」となすべき事を先延ばしにせず、生きている限りは人としての成長をしていきたいものです。

この患者さんは、お子さんたちひとりひとりと一緒にお風呂に入りながら、将来の夢のことや自分がいなくなっても笑顔で生きること、思い出を毎日たくさんつくることなど、お湯にのぼせるくらいたくさん話したことを、半年後、再訪したカフェで報告したそうです。

思い出すのもいやな思い出ともつき合う

思い出をたぐる作業が、問題に立ち向かう勇気をもたらすことがあります。いやな思い出もときにはあなたの生きる力になります。

思い出は甘く、美しく、いいものばかりとは限りません。中には、思い出したくもない、いやなものもたくさんあるでしょう。親しい人とのいさかい、試験の失敗、裏切り行為、顔から火の吹き出るような恥……。こうした記憶は、ふだんは忘れているかもしれません。思い出さないように心にふたをしているかもしれません。あるいは私のように、いやな思い出ばかりが頭にこびりついているという人も中にはいるかもしれません。

病床にいて、何かにとりまぎれるということがないと、そんないやな思い出、心にひっかかることを、人は思い出します。そして、そういう思い出の中でもっとも気にかかるのは、人間関係にまつわることのようです。

がん哲学外来を始めてから、人は病気になるとそれまで関係が悪化していた相手や反目し合ってきた人と「和解したい」という気持ちが募る、ということを私は知りました。


ある患者さんの例です。消化器系のがんが再発し、自らの死を具体的に考えるようになりました。そのとき、親の遺産相続争いから、ののしり合い、もう何年も絶交したきりの弟のことを思い出したのです。

「兄貴風を吹かして、ぼくは弟とその家族を罵倒《ばとう》しました。二度と会うものか、兄でも弟でもない、と思いました。ところが、どうしても、その弟に会いたくなったのです」

と、その患者さんは言いました。

私は、会いたいなら会ったらどうですか、と言いました。

「でも、今となっては会いに出かける体力もありません」

「それなら、弟さんのほうから来てもらったらどうでしょう」

「ああ、そうですね。でも、来てくれるかなあ」

それから何日かして、弟さん夫婦がお見舞いに見えました。両者の事情を心得て仲介してくれる人がいたようです。

兄も弟も、とくに謝罪の言葉は交わさなかった。それでも心は通じたのでしょう。笑顔と同時に、お兄さんの病状を思いやって弟さんは涙をぬぐっていました。病院を出たあと、弟さんは実家のお墓参りをして帰られたそうです。

ことの顚末《てんまつ》を聞いて、私は患者さんに言いました。

「思い出すのもいやな思い出とつき合うのもいいものでしょう」

「はい、思いもよらない贈り物をもたらしてくれました」

病床で思い出をたぐる作業が、自分の問題に立ち向かう勇気をもたらした例と言えるでしょう。

がんという大病になったとき、患者さんが抱える悩みは、病人としての悩みではなく、人間としての悩みです。謝りたいのに謝れない苦しさ、許したいのに許せない苦しさ。心の奥底でくすぶっていた罪悪感やうらみつらみから自分を解放するには、「許し合う」しかありません。このチャンスを逃してはならないのです。

あのとき反目し合った人に、お詫《わ》びをしたい、仲直りしたい、和解したい。このままではすまないという気持ちが募ったとき、この課題を果たすことが、「今の自分のなすべきこと」となって、患者さんに使命感を育みます。

思い出すという行為は、もつれた糸もかたくなな心も、ほぐしてくれるようです。

マイナス×マイナスでプラスに転じる

自分よりも「困っている人」を探して出会うことにより、プラスの笑顔が生まれます。

数学では、プラス×プラス＝プラス、プラス×マイナス＝マイナス、マイナス×マイナス＝プラスになります。

「がん哲学」においては、この法則が人間関係にも当てはまることを、私自身が実感として学びました。

たとえば、健康で元気な人をプラスとすれば、プラス同士は集まりやすく、プラスの価値観で物事が進みます。その逆の立場にある人をマイナスとすれば、苦しいときこそ、明るく元気な人からプラスの力をもらいたい、と思うかもしれません。しかし、この組み合わせは、明るく元気な人までつらくさせます。ポジティブなプラス思考の人が、ネガティブなマイナス思考の人と会話をすると、マイナスの方向に引きずられてしまうケースのほうが多く見られるのです。残念なことに、プラスの人はマイナスの人をさりげなく避ける傾向にある、という印象を私は持っています。

しかし、マイナスを「悲しみを知った人」とするならば、マイナス×マイナス＝プラスに転じます。

がん哲学外来を訪れる患者さんの多くは、こんなに不条理で不幸なことはない、と嘆いています。その人たちにあえて私は、「自分よりもっと困っている人を探しに行きなさい」と言っています。

自分よりもつらくて、困っている人を見れば、人はその人に共感し、何かしてあげられることがあるのではないか、と思うものです。そのような人と対話をすることで、自分の気持ちをプラスへと変えていくことができるようになっていきます。そこには、お互いにいたわり合う気持ちと同時に、生きる上での役割意識が生まれるからです。

実際、がん哲学外来を経験して、その後、グループ面談のがん哲学外来メディカルカフェに参加したり、ボランティアとして携わったりする人が少なくありません。それは、マイナス×マイナス＝プラスへの転化を実感するからでしょう。

この処方箋のヒントは、ある拒食症の少女のエピソードに由来します。

両親と姉の4人家族だった少女が、重篤の拒食症になり、専門の治療施設に入りました。治療のためには、家族全員の面談が必須のため、月に1回家族が呼ばれて、一堂に会します。ところが、父親は苦しむ娘を厄介者でも扱うように、いつも目をそむけたままでした。

あるとき、施設のスタッフから「一度全員が立って、後ろ向きになってみてください」と言われ、少女と家族はそのとおりに立ちました。

「あなたたち家族は、こういう状態です。誰も互いを見ていません」

顔を合わせていても、家族の心と心はみんな後ろ向きだったのです。

その言葉に、父親は初めて少女を直視して、涙を流したのです。その涙を見たとき、少女が言いました。

「マイナスかけるマイナスでプラスになったね」

少女と同じように、実は父親もずっと苦しんでいたのです。苦しむ者同士の心が、初めて対話に向かった瞬間でした。


病気に限らず、自分ではあらがえない悲しみを知った人たちが出会うと元気になる場面を私はずいぶんと見てきました。

そのひとつが、岡山県の国立療養所長島《ながしま》愛生園《あいせいえん》に招かれて開催した、がん哲学外来カフェでの出来事です。

長島愛生園は、ハンセン病患者の治療を目的に1930年にできた療養施設です。ハンセン病は、らい菌という抗酸菌が起こす慢性の感染症で、主に皮膚や末梢神経が侵されて知覚マヒや運動障がいが生じます。また、眼、鼻、咽喉《いんこう》などの粘膜に病変が生じると後遺症や外見に障がいが現れることもありました。当時は有効な治療薬がなかったことから強い感染力を持つ病気として恐れられ、遺伝病と誤解されていたこともあって、「らい予防法」という法律のもと、患者は強制的に療養所に収容、隔離されてしまったのです。そして長年にわたり、患者さんと家族はいわれのない偏見や差別を受けてきた歴史があります。

治療法が確立されてハンセン病が治る病気となってから数十年経っても社会の偏見・差別の状況を正すことは難しく、「らい予防法」が廃止されたのは1996年でした。罹患《りかん》経験者の人権はようやく回復し、療養所からも自由に社会に出られるようになりましたが、そのとき入所者の平均年齢は70歳を超えていました。結果、生涯にわたり療養所で過ごす人がほとんどで、今もある偏見・差別のためにさまざまな苦痛、苦難を強いられて、現在に至っています。

長島愛生園の現在の入所者も全員ハンセン病は完治しています。しかし、高齢になり、がんを発症するようになりました。そこに私が招かれて行き、「がん哲学外来カフェ&がん哲学学校in長島愛生園」を開設したのは2012年7月でした。

がん哲学外来カフェは有志によって継続し、翌2013年に開催された講演会「神谷美恵子《かみやみえこ》記念　がん哲学外来第6回カフェin長島愛生園」では、私にとって大きな出来事がありました。

当日は、入所者のほかに、一般の来場者も多く、他県からの参加もあったのは驚きでした。私の講演「がん哲学外来〜日本国の処方箋〜」に続き、がん哲学外来カフェの時間になったのですが、さらに驚いたのは、入所者、一般参加者のほかに、不登校経験者が5人もいたことです。彼らは、カフェの開催や私の講演を地元の新聞やテレビのニュースで知って、参加を希望したそうです。そういえば、園に向かうバスに乗り合わせていたことを思い出しました。

彼らは子ども時代に、それぞれの事情で不登校になり、県内の専門施設で年を重ねて今は20歳を超えています。カフェでは、いくつかのテーブルに分かれて、対話の席につきました。70代、80代の入所者に混じって、20代の人たちがいるのは、なかなかいいものです。

私はその様子を見ながら、これぞマイナス×マイナスでプラスに転化する妙だと思いました。ともに辛苦の中で偏見を持たれ、深い悲しみを知る人々ですが、初対面でも和気あいあいです。とくに若い彼らは、ハンセン病の後遺症に加え、今はがんになった高齢の入所者から話を聞き、また自分たちの事情や気持ちを話すとうんうん、そうかそうかと聞いてもらえて慰められたと言います。それだけの対話ですが、自分たちの居場所がここにはあると思えたようです。

入所者にとっては、若い人たちと交流し、しばし年や病気を忘れ、明るさを取り戻した時間でした。言葉を換えれば、ともに生きる使命を感じていたことでしょう。

私自身にとっても「人生の眼が開く」学びになりました。そして、がん哲学外来はがんに限らない必要性と広がり、そして使命があると感じた一日でした。

ちなみに、精神科医であり、作家、翻訳家でもあった神谷美恵子は、医師として1943年に長島愛生園で過ごしています。その後65歳で没するまでに何度も訪れ、ハンセン病患者の救済に当たった方です。

「神谷美恵子記念がん哲学外来カフェ&がん哲学学校:in長島愛生園」の縁を介して「神谷美恵子生誕100年記念読書感想文コンクール」の審査員になり、樋野興夫賞まで設けていただいた私は、驚きとともに、また新たな使命を感じずにはいられません。入賞者の表彰式は2015年3月に行われる予定です。

自分を見ないという生き方もある

他者に関心を持ち、しばし自分を忘れると、むしろ自分のなすべきことが見えてきます。


自分の心を直視しなさい、自分を客観的に見つめなさい、とはよく言われることです。

実際に、人は苦境に陥ったとき、自分を深く見つめ、自省することで、苦境から脱することを学んできたのではないでしょうか。

でも、自分を見ないという生き方もあるのです。自分を放っておくとも言えるでしょうか。

「明日で世界が終わるとしても、今日りんごの木を植える」という生き方があります。それは、自分という些細《ささい》な存在ばかり見つめることより、周囲を見通した大局観で他者に関心を持ち、自分の使命を見出そうとする生き方だと私は理解しています。真に高貴な生き方と言っていいと思います。

つきつめて言えば、自分の命にさえ無頓着《むとんちゃく》であるというか、気にもかけていないというか、そんな感覚でしょうか。かといって、無理やり達観した感じでもありません。本能を理性で押さえつけようともしていません。実に哲学的で、希望から発動する行為です。

でも、なぜ、そんなことが可能なのでしょうか。実際にできるのでしょうか。

この言葉に呼応して、私は、１９７２年ローマ教皇パウロ6世により、ヴァチカンの黙想指導に招かれたモーリス・ズンデル司教の言葉を思い浮かべます。

「自分を放っておくこと、自分に構わないこと、自分を改善するためにでさえ自分を眺めないことである」（『沈黙を聴く』福岡カルメル会編訳）

この言葉の中に生きるヒントがあります。

病気になってしまったことをはじめ、自分ではコントロールできないことが人生にはたくさんあります。そんなことに一喜一憂していても意味はありません。だから、悩みを抱える自分のことは放っておくのです。これまで自分のことを人生の8割考えていたのなら、それを4割にすれば、その分、他者について考える時間を増やすことができるではありませんか。

群馬県の病院に入院している末期がんの患者さんの家族から予約が入り、病室でがん哲学外来をしたことがあります。70代の男性でした。

寝たきりの状態で、か細い声で「死を待つばかりの私ですが、こんな私にもできることはあるんでしょうか」と私に尋ねました。

私はしばし考えて、言いました。

「お孫さんに内村鑑三の本『代表的日本人』をプレゼントしたらいかがですか」

内村は群馬県の出身です。この患者さんも子どものころから、その名を郷土の偉人として教え込まれてきたことでしょう。親しみのある偉人に違いありません。

するると、患者さんはほほえみを浮かべて、「ああ、それはいい。そうします」と言いました。かすかなほほえみでしたが、確かな役割をつかんだ安心のほほえみでした。

私は、言葉を続けました。

「自分を見ないという生き方もありますよ」

がんの痛みや死に向かう不安、今置かれている自分自身のことを構わず、いっそのこと放っておくのです。その間、孫や家族、あるいは日々接している医療スタッフに思いをはせてみる。相手に対して何ができるというだいそれたことではなく、思いを寄せるだけでも気持ちがやわらぐはずです。

「先生、人は言葉でこんなにも癒されるのですね」

ささやくような声を聞いて、私は、どんな状況にあっても人は学びの時を得るということに感動を覚えました。

その後しばらくして、この老人の家族が、涙ぐみながら報告してくれました。

「主人は、先生とお会いしてから間もなく亡くなりましたが、先生の言うとおり5人の孫に、内村鑑三の本を贈りました。そして、安らかに息を引き取りました」

実際に、孫がその本を読むのはずっとあとのことでしょう。すぐに読めるほど簡単な本ではないからです。でも、祖父が死の床からも最後のプレゼントをしたことは、孫の心にずっと刻み込まれていくことでしょう。

人は最後まで使命感とともに生きるという、最高の生き方を示すお手本でもあるのですから――。

人生は不連続の連続である

人生は階段状の道を進んでいるようなもの。その途中で、まるで身長が伸びたように感じる転機があるものです。

私は、アメリカのアインシュタイン医科大学肝臓研究センターに続き、30代になってからフォックスチェイスがんセンターに留学しました。正直なところ、積極的な留学ではなく、当時、私が属していた癌研究所からの指示でしたが、そのとき送り出してくれた恩師の菅野晴夫《すがのはるお》先生はこう言ったのです。

「紙と鉛筆でサイエンスがどこまでできるか学んでこい」

最初はその意味するところが、私にはよくわかりませんでした。

私が専門とする病理学というのは、顕微鏡でがんを目視して、手でさわって、頭の中でDNAを構築して、その解析をするのが仕事です。医学の中ではいちばん要《かなめ》の分野と言ってもいいでしょうが、紙と鉛筆だけでできるものではありません。

しかし、アメリカで学び、多くの論文を読み、フォックスチェイスがんセンターに勤務されていたがん遺伝学の父と言われるアルフレッド・クヌッドソン博士との出会いによって、その言葉の意味するところがわかってきました。科学的データの解析に止どまらず、大局観と想像力を持ってサイエンスをとらえることで、試験管の中に見える世界から、より広い視野で世界を見て、真理とは何かを見る目を養うことができたからです。日本にいるときは井の中の蛙《かわず》のようだった私の、進むべき基軸がはっきりしたのです。

クヌッドソン博士は、分子生物学が脚光を浴びていた時代から逆行するように、遺伝性がんのメカニズムを解析し多大な業績を上げた人です。がんの最初に何が起きているかを追求し、がんは細胞内のＤＮＡの突然変異が積み重なった結果できることを解明、発がんの理論やがんを抑える遺伝子（がん抑制遺伝子）の存在も予測しました。

現在では、約100種類のがん抑制遺伝子がわかっており、この分野の研究が進めば、がん細胞だけを狙って治療する薬剤や、放射線治療法などの開発にも役立つとされています。

私は帰国後、実験病理学と診断病理学の橋渡しをすることになります。この両者を合わせて「広々とした病理学」と命名した菅野先生から特訓を受け、ぶれぬ大局観を持ったがん学を教わりました。

そのとき、私は自分の身長が急に伸びた気がしました。もちろん物理的に伸びたわけではなく、人間として大きく成長したという意味です。

この体験を踏まえて私は言うのです。人生には大きな出会いや出来事を体験することで、精神的に大きく成長するときがあります。身長がぐっと伸びると視界まで変わって世の中が見えるような感覚です。この体験を人生の不連続点としましょう。人生はいくつもの不連続点という階段を上るように通過しながら歩いていくものだと思います。ときにはステップで立ち止まり、ときにはしっかり1段上がる。つまり、不連続の連続です。

それはまた、がんになった人でも例外ではありません。

がんになるという大きな体験を人生の不連続点と考えてほしいのです。闘病はマイナスな状況と甘んじることなく、自分という人間を鍛えるチャンスと思ってほしい。身長をぐっと伸ばす機会を逃さないでほしいのです。がんは人間としての成長促進剤と考えてみてはどうでしょう。

がんになることで学ぶものは人間学です。自由にならない体や時間、人間関係を受けとめたとき、そこから謙虚さを学び、心を開いて周囲の人とつながりを持ち、なんのために生まれてきたのかという人生の役割を考える。すると、風貌が変わると私は思います。おだやかでほほえみさえ浮かぶ表情になる。視界が変わっていきます。そういう人は、周囲の尊敬を得て人生が開けていくのではないでしょうか。

がん哲学外来カフェで会ったある男性は、私の「人生は不連続の連続」という言葉を聞いたあとで言いました。

「私はがんになってから身長が伸びたと思います。当初は苦しい、いやだ、仕方ない、なんでおればかりが不幸なんだ、といったマイナスのことしか考えられませんでした。でも、こうしてがん哲学外来カフェに来て、些細な喜びを見出せるようになり、また先人のいろいろな本を読み、人間として強くなりました。私も先生と同じように身長が伸びました」

人生何がいいことかわかりません。そのときは苦しかったとしても、時がたったときにもしかするとこの不連続点のためだったのかもしれない、と思えたとしたら、その人間力はたいしたものです。

この患者さんは、自分では希望のない状況にあると思ったとしても、深い学びの時が与えられていることに気づきました。そして、自ら人生のステップを1段上ったのです。

「偉大なるお節介症候群」と認定します

冗談のようなことを本気でやり、模範となるような一歩を踏み出す。
偉大なるお節介が蔓延すれば、希望が広がります。

余計なお節介と、偉大なるお節介は、同じように思えるかもしれませんが、相手の必要に共感することが「偉大なるお節介」で、自分の気持ちで相手に接するのが「余計なお節介」です。

私は、「偉大なるお節介」を世の中に蔓延《まんえん》させるために、「偉大なるお節介症候群」の認定証というのを発行しています。がん哲学外来の賛同者やメディカルカフェのボランティアスタッフたちをはじめ、認定証を授与されると、誰もがたいそう喜んでくれます。

まず、「偉大なるお節介症候群」の主症状とも言える診断基準は、次の3つです。

1　暇げな風貌
2　偉大なるお節介
3　速効性と英断

「速効性と英断」とは、冗談のようなことを本気でやること、いいことは相談せずにすぐ動くこと、つまり、タイミングを逃さずに行動する勇気を養い、実行することだと説明しています。

毎年、大学の卒業間近になると、「先生、偉大なるお節介の賞状をください」と言って学生がやって来ます。

「あげてもいいけど、選考項目があるんだよ」と言って、私は学生を試します。その項目は、学生には人生の指針になり、がん哲学外来カフェのスタッフをはじめとする大人には立ち止まって考える反省材料となり、がん患者さんには励ましの言葉になっています。

その項目とは、次のようなものです。

1　役割意識&使命感を持つ

2　練られた品性&綽々《しゃくしゃく》たる余裕

3　賢明な寛容さ

4　実例と実行

5　世の流行《はや》り廃《すた》りに一喜一憂せず、あくせくしない態度

6　軽やかに、そしてものを楽しむ。自らの強みを基盤とする

7　新しいことにも、自分の知らないことにも謙虚で、常に前に向かって努力する

8　行いの美しい人（a person who does handsome）

9　冗談を実現する胆力（sense of humor）のすすめ

10　ユーモアに溢《あふ》れ、心優しく、俯瞰《ふかん》的な大局観のある人物

どれもあらためて説明する必要はないでしょうが、4について補足すれば、「実例と実行」とは「モデルとして実行する力」のことで、「自ら模範となるような一歩を踏み出せ」という意味を込めています。

自分よりも困っている人に積極的にかかわっていると、必ず誰かが見ていてくれるものです。偉大なるお節介をすれば、必ず誰かが助けてくれます。そして、同好の士と出会い、集まる場を持っていると人生は確実に豊かになります。

がん哲学外来カフェをサポートしてくれているスタッフの中には、がん患者の人が少なくありません。「偉大なるお節介症候群認定証」を授与したある人は、このような感想を記してくれました。

「私自身、がんが再発して、楽観できる闘病の状況でもないのに、人のためにお節介な物好きだなあ、と自嘲しています。『偉大なるお節介症候群認定証』

は身に余っていましたが、利他の心で自分を信じるようにしています。が、余計なお節介かもしれません」

まさに偉大なるお節介症候群の主症状そのものではありませんか。

第3章

受けとめる

あいまいなことはあいまいに考える

人生にも世の中にもつきつめて考えられないことはいくらでもあります。あいまいに受けとめてやり過ごすのも、知恵です。

末期がんの告知を受けると、必ずといっていいほどついてくる言葉が、「余命」です。たとえば、「余命は半年と考えられます」と、医師から伝えられるのです。そして、「その前に会いたい人に会わせてあげてください」などと言われて、本人も家族も「死」に直面します。延命治療やホスピスのこと、最期を迎えるまでのことなどを考えます。

余命告知は、その昔に比べると、診断結果の共有という点でずいぶん直接的になっていますが、なかなか複雑な要素を含んでいます。

医師が告げた余命よりも早く亡くなれば、医師は遺族から責められます。それよりも長く生きれば、「お医者さまの治療や手当がよかった」と感謝されることもあれば、「脅されたようなもの」と言われることもあります。

いずれにしても、余命というこの数字は確実事象ではなく、あくまでも確率として出たものです。現在の医学では、だいたい70パーセントの確率と考えられています。実は、あいまいなものなのです。ですから、余命を宣告されたときは医師に、「どういう根拠でこの数字が出たのですか」とぜひ聞いてください。同じ部位にできてもがんほどその症例や治療に対する効果、転移・進行度合いに個人差が出る病気はありません。まさに十人十色です。ですから、確率事象の余命はとりあえずの目安と考えるにとどめます。

「医師から余命告知をされて、会いたい人に会っておこうと大勢に見舞いに来てもらいました。ところが、それから数年経ちますがまだこうして生きています。あのときいただいた見舞金を返したものかどうか今は迷っているんです」

がん哲学外来に来たご夫婦が真面目な顔でそう話すものですから、私は思わず笑ってしまいました。

「あいまいなことはあいまいに考えればいいではありませんか。あなたのその真面目さがお見舞いに来てくれた人たちへの贈り物と考えてみてはどうでしょう。今は余命をつきつめて考えながら生きることよりも、ご家族や友人たちと笑顔で過ごす時間を大切にしてください。余命は神の領域だから、と告知しない外国のケースだってあるんですから」

そう話すと、ご夫婦は笑いながら穏やかな様子で帰って行きました。

あいまいさの利点は柔軟性です。何事に対しても柔軟性を持って受けとめる心構えがあれば、タイミングを逃さず前向きに次のことに着手できます。柔軟性は心の強さ、しなやかさにもなるのです。

余命に限らず、あいまいなことはあいまいに受けとめることも、生きる知恵ではないでしょうか。

言葉の処方箋

がん細胞は、わが家の不良息子と同じ

がん治療は、がん細胞との共存環境をつくることが必要です。
医療と同時に、人間関係や自身の考え方の改善から始めましょう。

がん細胞で起こることは、人間社会でも同様に見られる――科学としてのがん学を哲学に発展させた最初の病理学者、吉田富三の思想が、私に及ぼした影響は計り知れません。

「がん細胞は、増殖して仲間が増えると、周囲の正常細胞からのコントロールを脱し、悪性細胞としての行動をとるようになる」という吉田富三の言葉を受けて、私はがん哲学外来でがん治療のとらえ方について話をするとき、こんなふうにたとえます。

「がん細胞は、わが家の不良息子と同じですよ」

小さいころは明るく素直だったわが子が、悪さをする友だちと連れ立って手の負えない不良になってしまいました。ですが、親のコントロールがきかない子になってしまっても、不良息子を抱える親は、不良息子を追い出すことで家庭を良くしようとは決して考えません。不良息子をかつてのわが子に、つまり、悪さをしない子に戻すことを考えるでしょう。

そのためには、不良息子を囲む周りの環境を改善して、わが子の良い資質、本来の使命を思い出させることです。人間形成のために必要なのは、物理的な環境要因よりも人間関係における環境要因だからです。

がん治療も同様です。がん細胞を殺すのではなく、最終的には正常な状態に戻していくことが必要です。それまでは不良息子の更生を忍耐強く見守るように、がん細胞の状況に一喜一憂しないで「共存」していくことを肝に命じます。

がん細胞のリハビリテーションができる環境をどのようにつくっていくかが課

題となるでしょう。

私は、医療としてのがん治療と同時に、人間関係や自分自身の考え方の改善が、共存の環境をつくる上で大きな役割をなすものと考えています。それは、自分がいちばん大事で自分のことしか考えない状態から、自分よりもさらに大切なものがある、という他者に目を向ける考えに修正をしていくことです。

では、自分よりも大切なものとはなんだと思いますか。それは、愛しかありません。いのちよりも大切なものも、また愛だと私は考えています。「利他の心」とも言われますが、がんとの共存環境は、いちばん大切なものを自分から他者へ、さらには普遍の愛へとシフトすることで得られるのだと思います。

さて、自分のことしか見ていなかった「不良息子」は、他者への愛という環境の中で、本来の使命を忘れない生き方を続けていってくれると信じたいものです。

孤独を友としましょう

孤独は恐れるものではありません。
むしろ、孤独を好み、孤独の中で静思しましょう。

がんの告知を受けたとき、人はなぜかそこで人生の時間を切ってしまうような傾向があります。きっと世の中の誰からも見放され、ひとりで死に向かって歩いて行くような、なんともいえない孤独感に包まれるのではないでしょうか。それはたまらなくつらい時間です。でも、言葉を換えれば、孤独だからこそ考える時間は十分にあります。考えて、さらに考えていけばその先にはきっと、これから生きていく上で自分に与えられた役割がふと浮かんでくるはずです。

誰かと四六時中しゃべったり、がん治療に関するあらゆる情報を収集したりして東奔西走すれば、気はまぎれたり、手っ取り早くなんらかのアドバイスがもらえるかもしれません。それはそれで悪いことではありません。

それでも、眠りにつくころになればひとりにならざるをえないでしょう。

「夜、ひとりになったとき、どうしても死を考えてしまうんです。こんな苦しみがいつまで続くのですか。いっそ、死んだほうがましだと思います」

と言った患者さんもいれば、

「周りのみんながおしゃべりして笑っている。でも、私は笑えない。たまらなく寂しいです」

と言った患者さんもいます。私は、言います。

「人はしょせん、ひとりですよ。孤独を友としましょう」

そして、続けました。

「ひとりの孤独な時間があるから、このがん哲学外来のメディカルカフェで隣り合った人のおしゃべりを聞いたり、自己紹介をしたり、そんなふつうの時間が楽しい時間になるんじゃありませんか」

私が言う孤独とは、ひとりで深く考えるという意味を持つソリチュード（solitude）であって、寂しさを意味するロンリネス（loneliness）ではありません。単なるひとりぼっちの寂しさではなく、より深く静思するための孤独なのです。

がんだけではありません。病気のときだけではありません。孤独を感じることは、日々さまざまな場面であるはずです。そのとき、孤独とは立ち止まる時間と考えてみてはどうでしょう。立ち止まり、焦る思いや寂しさをクールダウンすることで、あらためて気づいたり感じたりすることがあると思います。

孤独と思索は背中合わせのようなものです。どうか、孤独を恐れず、孤独に甘んじるくせをつけてほしい、と孤独の中で育った私は思います。

私は島根県の小さな村に生まれ育ちました。小さな村ですから、おもちゃ屋も書店もない、都会と比べたら寂しい土地でした。学校には友だちも先生もいましたが、放課後にはひとりになります。ひとりでいることが当たり前でした。坂の途中で、家の裏手の山で、海辺で、ひとり立ち止まっては、何かを考えていました。

ひとりで、孤独に甘んじて考える。この体験がなかったら、私は「がん哲学」などということを思いつかなかったろうな、と、ふるさとの島根県大社《たいしゃ》町、鵜峠《うど》（現・出雲《いずも》市）の地へ思いをはせるのです。

そもそも、私が病理学を専門としたのは、どこかに出雲地方の言葉のコンプレックスがあったからです。病理学なら一日のほとんどを顕微鏡をのぞいていればいい、そう思ったのです。臨床医と違って患者さんと話さなくてすみますからね。つまり、すすんで孤独になる道を選びました。

そんな私が、今やがん哲学外来をきっかけに、多くの人々を前に講演をしたり、対話をしたりしている。人生とは、なんとも不思議なものです。

がんも病気も個性のひとつです

誰も望んで病気になる人はいません。
自分も病気のことも責めないでください。

アメリカの女優、アンジェリーナ・ジョリーが、乳がん予防のために両乳房の乳腺を切除する手術を受けたことは、まだ記憶に新しいところです。新聞などの報道によると、彼女は乳がんと卵巣がんの発生に影響するがん抑制遺伝子「BRCA1」に変異があるとして、医師から「乳がんになる可能性の確率が87パーセント」と診断されたことをその理由としています。彼女の母親は卵巣がんで、56歳で死去、母親の姉妹もやはりがんで死去しているそうです。また、手術に踏み切った大きな理由として、「乳がんのせいで母親を亡くす心配がない」と6人の子どもたちに伝えたかったことを挙げています。

がんは、本来、遺伝子がその人の体内で突然変異して発症するものですが、ある遺伝子が変異したまま子孫に伝わり、それによって発症するがんを「遺伝性がん」と言います。家族性大腸ポリポーシス（家族性大腸腺腫症《せんしゅしょう》）や網膜芽《もうまくが》細胞腫《さいぼうしゅ》など約50種類あることがわかっています。

「がん哲学外来」で対応が難しいのが、この遺伝性がんです。

「私は、自分ががん遺伝子を受けているなんて夢にも思わず、結婚しました。そして、子の父になりました。自分のことはやむをえないと思っています。まあ、親をうらまないと言えばうそになりますが」

遺伝性の大腸がんが発症した40代男性の患者さんは、二重のショックを受けて理性を失った奥さんから非難され、子どもに遺伝したらと思うと自分はいたたまれない、と訴えました。

そんなとき、私たち医学者は言葉に詰まります。

「遺伝は自分で努力してどうなるものでもないんだから、罪の意識にさいなまれることはありませんよ」と言うのは簡単です。でも、それでは、「そんな気休め言わないでください」と一蹴されてしまうでしょう。

患者さんは悔しさのあまり泣き、怒り、また泣きます。

こうした苦境に立たされながら、私がたどり着いた言葉があります。

「がんも病気も個性のひとつですよ」

生まれついて、がん発症がある程度予測されているのならば、それはもうその人の特質、個性としか言いようがないではありませんか。そして、それは遺伝性がんだけではなく、後天的にがんを発症した人もまた、個性と考えるしかないと私は思います。

そもそも、現在、日本では2人に1人ががんにかかる状況です。その中で遺伝性のがんは全体の5パーセントにすぎません。言ってみれば、遺伝性がんも後天性のがんも、がんそのもののメカニズムはたいして違わないということです。さらに言えば、食生活などの環境因子によるがんが70パーセント、原因が特定できないがんが20~25パーセントと考えられています。

患者さんの表情が驚きのあと少しだけやわらぎました。

当初は混乱してきつい言葉しか見つからなかった奥さんも、がん発症の確率を理解すれば冷静に受け止めてくれるでしょう。お子さんに対しては、遺伝性のがんになったことでこれからの人生に自分なりの使命を見つけ、その上でどう生きていくかを見せていくことが何よりも大切になると思います。

その後、がん哲学外来メディカルカフェを再訪した患者さんは言いました。

「ふだん個性的に生きたい、と言っておきながら、個性的ということがどんなことか、ちっともわかっていませんでした。先生の言葉を繰り返し考えているうちに、そうか、このがんも私の個性のひとつなら、認めてやらなきゃというふうに考えが変わりました」

そう笑って話してくれました。

どうせ人は死ぬのだから

死なない人はいません。いつかは死ぬ。
この当たり前のことを謙虚に胸に刻めば、むしろ平静になれます。

私は病理学者として、若いときから人の死を起点に物事と向き合ってきています。病理解剖に従事した者ならではの生命のむなしさを痛感するがゆえに、いのちの真の意義の探求が始まったと思っています。

しかし、若輩者のころは、いやな人やこんな言動は絶対に許せないぞと思う横柄な人に会うたびに、「どうせこの人も死ぬんだ」と自分に言い聞かせて、そのいやな気分を乗りきってきました。もちろん、そうしょっちゅうあることではありませんでしたが、今思えば謙虚さに欠ける時代でした。

現在、私は医療・福祉を専攻する学生の選択授業「死生学概論」という講義を行っています。「死生学」とは、自分の存在意義と向き合い、われわれ医療・福祉に従事する者に「心を引き締める」ことを要求するものです。「死と生」という両極の存在は、静思へと導き、謙虚さと奥ゆかしさを身につけさせてくれるものだと学生たちに伝えています。

古くから不老不死は、人類に共通する野望でした。洋の東西を問わず、不老不死の妙薬を求めて、人々は冒険を繰り広げました。

現代では、「いつまでも若く、健康でありたい」という願いが再生医療を進歩させています。

しかし、私は「人は遅かれ早かれ死ぬ」という事実を冷静に自分に言い聞かせることも、大切なことだと思っています。生命体としての人間は、いつかは老い、死ぬのであり、どんなに富を積もうが、徳を積もうが、死は逃れられないのです。

がんであろうが脳出血、心疾患、老衰であろうが、人間の死亡率は間違いなく100パーセントです。誰もがいつかは必ず死にます。そして、死んだらしょせん「畳一枚ほどの墓場」と内村鑑三は言いましたが、私に言わせれば、「座布団一枚ほどの墓場」となるにすぎません。

こうした諦念《ていねん》を持つと、自分のために物質的な幸せ、お金や地位や名誉、肩書に執着しなくてもいい、生にしがみつくこともない、という分別が生まれてきます。それはまるで、ずっと背負ってきた重い荷物を下ろすような軽やかさを味わうに等しいでしょう。

もうひとつ、死生観から学ぶことがあります。もし、高い理想を掲げているあなたなら、その理想をあらためて思い浮かべてください。崇高であればあるほど、それは一代でそう簡単に達成できるものではないでしょう。でも、「自分は死んでも、自分のビジョンは100年後に花開けばいい」と思えたらどうでしょう。

そう腹が据わると、理想もより大きく持てるのではないでしょうか。そして、そのために今、自分は何をなすべきか、が見えてくる。欲張らず、些末《さまつ》なことに一喜一憂しなくなります。理想、ビジョンは時間の制約を受けないものなのですから。

「どうせ人は死ぬのだから」

がん哲学外来で、家族や職場の人間関係に嫌気《いやけ》がさして思いの丈をぶつける患者さんに、この言葉を贈ることがあります。

「日常の職場や家族のいやなことはどうでもよくなるでしょう、どうせ人は死ぬと思えば。それに30秒下を向いて黙ってお茶を飲んでいてごらんなさい。いやな人は自分の前から去って行くものですよ」

しかし、いやなことはウエルカムだとも考えられます。がん哲学外来では30秒どころか30分という沈黙に耐えられることが求められます。そんなとき、私は自分の品性のための訓練だと思っています。訓練に協力してくれていると思えば、いやなことも沈黙もまた楽し、ではありませんか。

プロとして客観的な視点で自分をとらえる

プロたるもの、こんなことをしてはならない、と医療従事者も、がん患者さんも、誇りと気概を持ちましょう。

がん哲学外来メディカルカフェでは、患者さんや家族からの思いもよらない悩みを聞くことがあります。

たとえば、「この飲み物やサプリメントはがんに効くから、ぜひ飲みなさい」「この運動を毎日続けるといいですよ」といった余計なお節介に始まって、特殊な治療法を押しつけられたり、信仰の勧誘をされたりと、悩みはさまざまです。がん患者の一番の悩みは「病気や死への恐怖」と勝手に決めつけているから、その不安をなんとか軽減してあげたいと余計なお節介をするわけです。

ただでさえ敏感になっている患者さんたちにとっては、わらをもすがる気持ちがありますから、受け入れなければ損することのように思ってしまいがちです。時には脅しにさえなります。

それ以上に気になることは、患者さんから話を聞く立場のボランティアスタッフもまた、ふだんの態度や言動が上から目線で押しつけになっていないか、ということです。患者さんへの心配りはなくてはならないものです。しかし、とくにプロであるはずの医療従事者の人たちが無意識のうちに陥りやすいことでもあるので、私は警鐘を鳴らすことが時にあります。

内村鑑三は「ゼントルマンの為《な》さざること」という文章を残しています。ゼントルマン、つまりジェントルマンたるもの、こんなことをしてはならない、という戒めの10か条です。最近ではジェントルマンや紳士という言葉もめっきり聞かなくなりましたが、人の生き方としてひとつひとつ、心に響くものです。

これにならって、私は「プロの為さざること」5か条を考えました。というのも、今の世の中、プロフェッショナルに徹し、プロの誇りを持つ人があまりに少ないような気がするからです。

1　プロは人をその弱きに乗じて苦しめず

2　プロは人に悪意を帰せず

3　プロは人の劣情に訴えて事を為さず

4　プロは友人の秘密を公にせず

5　プロは人と利を争わず

プロフェッショナルとは思慮深く、一歩踏み込む胆力を持ち、根気よく仕事なり研究なりを続け、気概のある批判をする心を持っていなければなりません。がまん強く、丁寧な仕事を心がけ、最後には立派に完成するプロよ、出でよ、と切に願うのです。

医療従事者に限らず、今、病気と共存している人は、いっそ病気のプロ、達人だと自分を受けとめてみるのはいかがでしょうか。プロとして客観的な視点で自分をとらえることは、苦悩さえも別の見方ができるように思うからです。

加えて私が強く言いたいのは、ダブルメジャーのすすめです。衣食住のための職業や生活のためにだけ時間を使っていては、人生いつかむなしくなります。自分の役割と使命感に燃えるライフワークをもうひとつ持つこと、それがダブルメジャーな生き方です。病気のプロであるならなおのこと、病気以外のライフワークを持つことです。闘病にはいやなことはいっぱいあるけれど、そこに並行して生きがいを求めるものがあれば結果として自分が救われます。

私が本業の病理学とともにがん哲学外来をやっている意義もそこにあります。

私は現在、文部科学省が管轄する「がんプロフェッショナル養成推進委員会」の委員でもありますが、がんが国民の死因第1位の疾患でもある今、「がん医療人の育成」と「がん教育」の普及は、日本国民の緊急課題であると痛感し、ダブルメジャーに奔走する日々です。

肝臓のすぐれた働きに学ぶ

不言実行、そして寛容。
肝臓のすぐれた働きに品性を学びましょう。

肝臓という臓器を知らない人は、まずいないでしょう。酒飲みにはもっとも気にかかる臓器ですね。

この肝臓に私はつねづね感心し、敬服さえしています。

なぜなら、肝臓は正常なときはごちゃごちゃ言うことがありません。余分な細胞分裂もしないで、静止状態でいます。黙って働いているのです。血中を流れているたんぱくの80パーセントは、肝臓でつくられていると言われます。

ところが、いったん事が起こると抜群の再生能力を見せます。手術で3分の2を切除しても、ほぼ数週間で再生します。異物に対しては実に寛容です。解毒、代謝作用もあります。

美徳とも言える不言実行と寛容性。肝臓は両者を兼ね備えています。人間も、この肝臓のような人になれば、きっと人格者としてうやまわれるでしょう。自分の体の中に、こんな臓器があることを知るだけでも、あらためて自分の体を大切にしようという意識が芽生えませんか。

「みなさん、肝臓になりましょう」

「日本の国も、肝臓のような国になったら、世界中の尊敬を集めますよ」

がん哲学外来や講演などでそう言うと、必ず温かい笑いが起こります。

興味深いことに、人間の臓器は約200あると言われていますが、世界の国と地域の数もほぼ200です。「がん哲学」を国際社会に当てはめて考えれば、世界の国々がそれぞれ体内の器官の役割を果たすように関係し合えば、健康な体、つまり、平和な社会が成り立つでしょう。

中でも、肝臓のように要となる役割を黙々とこなして、たとえ部分的に機能しなくなったとしてもすぐに再生する、そして、異なる文化や社会を寛容に受け入れるような国に日本がなることに、私は意義があると思うのですがいかがでしょう。

しかし、現在の日本社会は、本来の役割を確実に果たす「正常細胞」が減少し、使命を見失った異常細胞、つまり、「がん化した細胞」が増殖する傾向にあるように感じています。その要因は、ひとつにはコミュニケーション不足が挙げられ、ひとつには自己中心的で他者をかえりみない言動が横行することだと思います。

社会のがん化を防ぐには、ひとりひとりが人として生きる真の使命を自覚することから始め、役割を全うすることです。他者の個性を寛容に受け入れ、自分の主義主張よりもさらに大切なものがあると考えてみることです。まさに、社会も個人も、「いい覚悟」で生きるヒントを肝臓に学び、がん細胞に学ぶ必要があるのではないでしょうか。

言葉の処方箋

尺取虫になって歩む

人生どのような境遇にあっても、生きる基軸を決めて確実に一歩を踏み出しましょう。そうすれば、後戻りすることはないでしょう。

日々、大学で若い学生たちを相手に過ごしていると、「達成すべき目標」も大事だが、「進むべき方向」をまず決めることが大切だよ、と声をかけずにはいられません。

達成すべき目標とは、いわゆる「成功」でしょう。進むべき方向とは「生き方」です。将来に対しての方向が大切であり、それをしっかり確立させることが学生の本分だと思うからです。教育者として伝える大切なことでもあります。

病気になって不安を抱いている人にも、私は同じことを言います。学生は本分についての話をあまり聞いてくれませんが、がん患者さんは自分に照らし合わせながら、よく聞いてくれます。

進むべき方向を決め、足場を定めて一歩一歩確実に前進するものと言えば、私はまず尺取虫《しゃくとりむし》を思い浮かべます。シャクガ科のガの幼虫であるシャクトリムシですが、体を逆U字型にして進んで行きます。そのとき、基軸をしっかり持っているので、ぶれずに前進することができます。

この尺取虫を、がんにたとえた研究者がいます。癌研究会癌研究所所長、国立がんセンター総長を歴任した中原和郎《なかはらわろう》です。中原は、「尺取虫とは自分のオリジナルポイントを定めてから後ろの吸盤を前に動かし、そこで固定して前部の足を前に進める。かくていつも自分のオリジナリティーを失わないですむ」とし、がん細胞もそのようにして生きていく、と言ったのです。

がんの芽の中で、正常細胞をがん化させて生き残るのは、実は相当の強者《つわもの》です。すべてのがん細胞が生き残れるとは限らず、いわば、この尺取虫運動ができたがんのみが可能とすることです。確実さとしぶとさ、進む方向をしっかり決めるという点では、尺取虫とがん、この両者には学ぶことがあるでしょう。

つまり、自分の生きる役割や使命感を問う作業は、生きる基軸となるオリジナルポイントを定める作業なのです。そこに足場を固めてから、次の一歩を踏み出し、ぶれずに前進を続けていく。基軸がしっかりしていると、歩みはゆっくりですが道に迷うことなく、結果として軽やかに楽しんで生きることができます。人生で遭遇する多くの問題は、このようにして解決されると私は思っています。だから、言葉の処方箋にもなるのです。

「尺取虫になって歩みましょう」

尺取虫の生き方は、いたずらに遠くの先にある光を目指すのではなく、足下《あしもと》を照らす懐中電灯を持ち、確実に進むに等しい生き方です。先のことを考えたら希望を失いがちな状況であればこそ、足下をしっかり見つめて今日という日を生きる知恵を学びましょう。

「天寿がん」でいきましょう

がんと共存し、天寿を全うすることは夢ではありません。
あきらめてはいけません。

私が「天寿がん」を知ったのは、それを定義づけた癌研究所時代の恩師の話からです。

95歳の長寿を全うされて、まさに死ぬまで元気はつらつとしていた老人がいました。この老人は、あるときから急に食欲が落ちて、ほとんどものが食べられなくなりました。そこで、「私はこの歳までどこも悪いところもなく、健康で生きてきた。ですから、私が死んだらぜひ解剖して、医学のために役立ててください」と言い置いて、食欲がなくなってから、あっという間に亡くなってしまったのです。家族は当然、老衰だと思い、「おじいちゃんは天寿を全うした。幸せな一生だった」と慰め合いながら、病院に献体を申し出ました。

病理解剖してみると、胃の入口に大きながんが見つかりました。食べられなくなったのは老衰のためではなく、がんが原因だったのです。しかし、がんで苦しむこともなく、もちろん、がんがあるとも知らずに、この老人は穏やかに逝《ゆ》きました。

この老人のように、解剖して初めてがんとわかる高齢者の「真正の天寿がん」は、診療技術の進歩によって減る傾向にあります。

しかし、がんが発見されても、的確な治療によってがんと共存しながら80歳、90歳と寿命を全うする場合も、私は「天寿がん」と理解しています。こうなれば、がんも一種の慢性病でしかありません。一病息災《いちびょうそくさい》というわけです。

がんの萌芽は、人が思う以上に早い時期からありますが、残念ながら、遺伝子診断をしても、何歳で発症するかは確定できません。

発がん研究の目的は、がんの原因論を明確にして、がんの制御の根拠を示し、がんの進展阻止の実際を示すことです。

つまり、がんは遺伝子のがんが変異してがん細胞ができても、外部から意識的に介入すれば、つまり早期発見と適確な治療によって、病状や進行を変えられる表現型（ドラマタイプ）の病気と言えます。また、いずれは発がんに至るとしても、80歳で発症するのと、40歳で発症するのとでは人生、大きな違いがあるのは言うまでもないこと。

40歳でがんになっても80歳まで生きられるように、がんの進行や転移を遅らせる。完治とまでは行かなくても、天寿を全うするまでがん細胞と共存しながら生きていく「天寿がん」の実現化が、がん研究の責務と思っています。

「天寿がんでいきましょう」

この言葉の語感には、がんと共存する人生を患者さんと家族が心地よく受けとめたくなるような、さりげない効能があるようです。

第4章 乗り越える

病気であっても、病人ではない

自分の境遇を固定して、限られた視界から物事を見るよりも、俯瞰的な視点から気がつくことは多いはずです。


「みなさん、人生を生きていますか?」

がん哲学外来の日、私が別室での個人面談を終えてから、患者さんたちが集うカフェスペースに行って声をかける挨拶です。

「先生、私たちはみな病人ですよぉ! がん人生ですよ」

明るい笑い声が広がります。

「いいえ、みなさんは病気であっても、病人ではありません。今たまたま、がんという病気になっているだけで、ご自身であることに変わりはないですよ」

そう言うと、「ああ、そうか」「確かにそうですね、病人じゃなくて病気なだけ！」「まさに目からウロコ、です」などの声が上がります。

ここが痛いとか、眠れないとか、治療の効果がなかったらどうしようとか、近視眼的な状態に常に人生を支配されているのが病人だとしたら、誰も病人ではいたくないと思いませんか。

病気で悩んでいる人は、往々にして、車の運転席のような限られた視界から世界を見て、それが世界のすべてだと考えてしまいがちです。つまり、「病人」という席に座ってそこから見える道を進んでいるのですね。でも、その道はまっすぐなのか、途中で分かれ道があるのか、直前までわからないのではありませんか。だから、検査の数値や診断結果といった自分ではコントロールできないものが、突然目の前に現れたように感じてあわててしまうのです。

その視線をぐんと広げて、空から下界を見てみましょう。俯瞰《ふかん》で見ると、今病気である自分が進んでいる道の様子や行き先を見晴らす気持ちになりませんか。そして、今抱えている悩みが、案外と小さなものだと気がつくこともあるでしょう。病人という境遇から離れて広い世界を見ることは、物事の本質を見きわめる視点を持つことです。それは自分自身を取り戻すきっかけになります。私は折にふれ、聖書をひもといています。聖書は、まさに上空から下界を見るような視点そのものです。マタイによる福音書24章6節に、次のような文章があります。

「また、戦争のことや戦争のうわさを聞くでしょうが、気をつけて、あわてないようにしなさい。これらは必ず起こることです。しかし、終わりが来たのではありません」

こじつけと言われるかもしれませんが、風貌を見て、心まで読む病理学者の性《さが》、私はこの「戦争」を「がん」に言い換えてみるのです。

「がんの情報やがんのうわさを聞くだろうが、気をつけて、あわてないようにしなさい。いつかがんは発病するでしょう。しかし、終わりが来たのではありません」

うわさを聞いた時点であわてないようにしなさい、というのは、すべての人に当てはまります。「こうすればがんにならない」「がんにはこんな食材が効く」「がんとは闘うな」といった記事や広告を見ない日はありません。目新しい情報を見るたびに右往左往している人が多いのではありませんか。あわてて、あれこれ予防をしたところで、がんになるときはなるものです。そのとき、病人の人生に甘んじてしまうのか、自分の人生を見失わないでいられるのか。その差は大きいのではないでしょうか。

そう、たとえがんになったからといって、すべての終わりではありません。人間は、自分では希望のない状況だと思ったとしても、自分の生をどう生きるかと深く考える学びの時が与えられています。がんになったことでそのことに気づき、気持ちに少し余裕が持てたとき、人は初めて希望が持てるのです。

病気であっても、病人ではない人生を生きられる社会の構築は、私とがん哲学外来の偉大なるお節介としての使命だと思っています。

今日は「今日の苦労」で十分

過ぎたことや将来の不安ばかり、思いわずらうのはやめましょう。
今日が人生最後の日と思って、「今」に専念しましょう。

「がんのことを忘れろ、だって？ 他人事《たにんごと》だと思って簡単に言うなよ」

初期の大腸がんのご主人に、「がんのことをそんなに気にしないほうがいいんじゃない」と言ったところ、ものすごく気分を害されて、しばらく口をきいてもらえなかった、と嘆いている奥さんがいました。

手術後の経過もいいし、医師からもとくに気にすることはない、と言われているようです。それなのに、「日本の世界遺産を全部撮る」と趣味の写真撮影に夢中だった夫が、人が変わったように一日中ただぼんやり見るともなくテレビを見ては、出演者やアナウンサーの文句を言っているだけになってしまったと言うのです。

しかも、ふた言目には「おれはがんなんだ。おれは病気なんだ」と言うのだそうです。

心を痛めた奥さんが、最初はひとりでメディカルカフェに来て、二度目は渋るご主人をがん哲学外来に連れて来ました。

「先生、私の身にもなってみてください。どうしたら、がんのことを忘れろなんて言えるんですか」

「十分にわかっています。では、忘れることは無理でも、がんをあなたの中の優先順位から下げてみませんか。自分の人生で今なすべきことを優先すれば、がんについて考える暇はないかもしれませんよ」

私は言いました。

「今日は『今日の苦労』で十分です。不安を感じるのは、未来のことばかり気になって今が抜け落ちているからなんです。昨日までのことを考えてくよくよ思い悩まず、明日のことを思いわずらうのは明日にして、今日が人生最後の日と思って、今を生きましょう。今日が最後と思えば、少なくとも再発の心配はありませんよね」

忘れられないという理由を尋ねると、さまざまな情報をインターネットで集めたり、闘病記や専門書を読んだりして、専門知識で頭の中がいっぱいになっていることがわかります。知識があるゆえに治療や進行したときのことを先取りして、再発の恐れにおののいている。だから将来の不安にとらわれて忘れられないのです。その不安がまた不安を呼ぶという、もはや悪循環状態です。

がんに限りません。不整脈がある、ひざが痛む、糖尿病がある、病名はなんであれ、切りがないほど気にして、病気や不具合だけを日がな一日、考えている人がいます。無理からぬことですが、やはりできるだけ心配事は優先順位を下げて考えるようにしてください。

では、優先順位を下げるにはどうしたらいいのでしょうか。自分の人生や生活の中で何を優先すべきか、まずじっくり考えることから始めてもいいかもしれません。趣味や愛犬の世話など、「病気のこと以外」で目の前のやるべきことを一生懸命にやる。あるいはボランティアをすすめます。

ボランティアといっても、被災地へ行って働くなどという大きなことではありません。たとえば、小学生の登下校時に見守るスクールガードでもいいし、近隣のゴミ置き場の清掃でも、公園の草取りでもなんでもいいのです。探せば、身の周りにあなたの手や知恵を欲している人や事柄はいくらでもあるはずです。

こんな話をしていると、少しわかってくれたようです。患者さんは、今を大事にしようと言って、また写真の趣味を少しずつ復活させて、身近な昆虫や草花を撮ったりしているそうです。

がん哲学とはロゴセラピー、言葉による癒しです。言葉によってお互いが傷ついたこのご夫婦もまた、言葉の処方箋によってわだかまりが少しずつ解けて、穏やかな日常を取り戻してくれたようです。

楕円形のようにバランスよく生きる

いいことも悪いことも込みで人生と考えてみてください。2点でバランスを取る楕円形こそ包容力を持つのです。

「真理は円形にあらず、楕円形である」

と言ったのは内村鑑三です。

一般に私たちは、円形（同心円）を理想の形ととらえがちです。穏やかで争い事のない円満を想像するときも、ゆがみのない真ん丸を思い描いています。しかし、この同心円というのは、なんでも丸く包み込むようでいて、実はとても排他的な形です。

同心円を人間社会に当てはめて考えてみましょう。同心円の社会は価値観や思想が均一的なため、異質のもの、相反するものを内包できず、排除する傾向にあります。外部からの情報も遮断して、力で組織内の均衡を保つわけですから緊張を強いる社会です。イエスマンばかりで、異を唱えたり、批判したりする人がいないということです。その結果はというと、異物がないのですから、同心円の組織は何事もスムーズに運びそうです。ところが、いったん異質なものが侵入するとどうでしょう。あるいは組織内で反乱が起きたとします。免疫がないわけですからパニックを起こし、結果的に自浄作用が働かなくなり、組織は滅びてしまいます。

生体で考えると事態はもっと深刻です。ある組織の細胞が死んだ場合、細胞の再生は周辺の細胞から起こります。ところが同心円は、外部に対して閉ざしているわけですから、周辺の細胞を取り込むことができません。つまり再生の機会を失ってしまうのです。がん細胞が同心円的に異常増殖していく特徴を持っていることも見逃せません。

それに対して、定点をふたつ持つ楕円形は、健全な生体システムとして機能します。

生物の体には、対極的な働きをするものが同居しています。たとえば、自律神経には互いに反対の作用をする「交感神経」と「副交感神経」があり、一方は活動を活発にし、一方では活動を抑えていることはご存じでしょう。

同様に、細胞内には「がん遺伝子」と「がん抑制遺伝子」があって、通常はバランスを取って、がん化を抑えています。

相反するものを認めて共存すること。それが楕円形の精神です。このシステムこそ、体内の健全な楕円の働きと言ってよいでしょう。

病気を患ったときやトラブルを抱えたとき、同心円的な考えの人は、悩みそのものよりも「異物のある自分」を受け入れられないことに苦しむようです。「体が悪いばかりか、なんの役にも立てず、自分はしょうもない人間だ」と言って、自分を追い込んでいきます。

人間はそんなに強い人ばかりではありません。精神的に落ち込んで、後ろ向きになってしまうことだってあるでしょう。しかし、「こうあらねばならない」という同心円的な価値観から自分を解き放つことで、心は楽になります。

ですから、と私は患者さんに言うのです。

「完璧でなくていいんですよ。楕円形のように少々いびつでいいんです。それどころか、ところどころにほころびがあってもいいんです」

楕円形とは共存の思想です。病気やトラブルがまったくない人生はまれでしょう。ならば、病気も込みで人生、いいことも悪いことも込みで人生と考えてみる。まさに楕円形の2点バランスです。

不幸があるから対極的な幸せに気づくことだってあります。自信を失うことで謙虚さを得ることだってあります。それは、人としての品性と包容力が高まることではないでしょうか。

愉快に過激に品性を持って

がん細胞は内なる敵と考えて、共存する道を考えましょう。
人の規範になるような人間を目指すことも、その力になります。

がんには、「がんと闘う」「がん闘病記」といった言葉がついてまわります。かつて、不治の病と言えば結核でした。ペスト、コレラなども怖い病気ですが、これらはみんな感染症です。感染症とは外から襲ってくる敵で、医学の歴史から見ると、やがては克服される病気です。

それに対して、がん細胞はいわば内なる敵ですから、共存することが求められます。わが家に不良息子ができたからといって、親はわが子を排除することはできません。覚悟を決めて向き合わねばならないのと同じことです。不良息子は本来の自分を見失っていますから、あるべき姿に戻るよう直す努力は必要です。がんも共存したうえで、本来の細胞としての役割に戻るよう、日々進歩する医薬品や医療技術をもって闘うのです。

それはさておき、家族や親しい人ががんだとわかると、「頑張って闘ってください」「あきらめたら負けですよ」などという言葉をかけていませんか。

相手を気遣い、励まし、力づけたいと思って心からかける言葉なのでしょうが、誰よりも頑張らなければと思い、頑張っているのは患者さんなのです。そのわきから、「頑張れ」「負けるな」「闘い抜いて」という声を聞かされ続けている相手の本当の苦しみを理解しているでしょうか。

とくに、がん患者の約3割はうつ状態にあると言われます。その人たちが、「頑張れ」「負けるな」と言われることは、逆効果ではありませんか。「頑張れない自分はだめな人間だ」「負けなのだ」と、落ち込んでしまうでしょう。

病気になったことは、決して負けではありません。患者さん自身はもちろんのこと、家族や周囲の人も、それを忘れてほしくないのです。とくに、がんのような長期にわたって闘うための治療と経過観察が必要な病気とは、これからの時間を大切に向き合うように過ごしてほしいと思います。

そんなとき、私は言います。

「愉快に過激に品性を持って」

「頑張って」という声には耳を塞ぐ人が、この言葉の意味することはなんだろうと考え始めます。

世の中には愉快な人はたくさんいます。過激な人もいます。私が言う「過激な人」とは、実行力、行動力が伴う人という意味です。また、何事にも真摯《しんし》に向き合う品性を備えている人もいます。けれども、この3つを合わせ持つ人は、めったにいません。だからこそ、人の規範になるような、そういう人を目指そう、と私は言うのです。

内なる敵との長い共存の道を歩むとき、人生の目標は必ずあなたの力になるはずです。

疾風に勁草を知る

逆風にさらされているときほど、
その人の真の強さ、弱さが見えてきます。

なぜ、私ばかりがこんなに苦しむのでしょう、と嘆く患者さんに対して、私がよく言う言葉に「疾風《しっぷう》に勁草《けいそう》を知る」があります。意味をつかみかねている人には、「苦労は買ってでもしなさい、という言葉があるでしょう。同じような意味ですよ」とつけ加えます。

「風激しくて勁草を知る」とも言いますが、「後漢書王覇伝《ごかんじょおうはでん》」にある言葉です。強い風が吹いてみて、初めて強い草が見分けられるように、厳しい試練に遭って初めて意志や節操の堅固な人間であることがわかる、という意味です。

後漢書と言いますから、古く5世紀の書物ですが、時代を超えて、今に生きる故事です。

さきごろでは気象現象として、突然、竜巻に襲われるニュースが増えましたが、まさにこの言葉が重みを持って迫ってきます。人生にも、突然の強風や竜巻が襲ってくることがないとは言えません。

がんという病気の発症もそうでしょう。事業の倒産、事故や災害との遭遇もあるかもしれません。

そのときこそ、あなたの真の強さがためされるのではないでしょうか。逆に言えば、「人生楽ばかり」で来た人は、真の幸せも希望も知らないで終わるのではないかと私は思います。逆境の日々があるから、それまでは感じもしなかった些細なことに希望も生まれるし、知る喜びもある。患者さんやその家族と面談してきて、数えきれないほどそう感じることがあります。

病気を抱えている、いないにかかわりなく、現実とは苦しいものです。強い気持ちで生きていくことは決して生やさしいものではありません。たいていの人は自分の弱さに翻弄されることがあって当然でしょう。だからこそ、現実の中にその人なりの、人間としての理想が問われるのです。理想とは、自分の役割や使命感だと思ってください。

しかしまた、理想を求めることは口で言うほど簡単なことではありません。それ自体、苦しいことです。けれども、理想を求め続けていけば、それは必ず喜びにつながるはずです。

私の考える喜びとは、「ハピネス（happiness）」ではなく、「ジョイフル（joyful）」です。より深い、湧いてくる喜びです。もしかすると、この喜びのために疾風は吹いたのかもしれない。そう思えたならば、それは、真の強さにほかなりません。

苦しみの中にあっても、喜びのために懸命に生きている人との出会いに、私自身が慰められていることに気がつきます。

グレーゾーンに対して語るには愛しかない

問題の解決には至らなくても、不安が解消されることは、足下を照らす懐中電灯を得たような思いになります。

そもそも人間は、黒白はっきりした世界に生きているわけではありません。なぜに自分という存在があるのか、なぜ今日も生きているのか、つきつめても答えが出るものではありません。

いい悪いで線引きができないもの。それは、いわゆるグレーゾーンです。なぜ病気になったのか、なぜがんになったのか、なぜ障がいがあり生まれてきたのか。これらもグレーゾーンではありませんか。雪山で遭難したから凍傷になった、熱湯をかぶったからやけどをしたというような因果関係がはっきりしているものと異なり、なぜかわからないけれど、こうなってしまった、という線引きのできないグレーゾーンで多くの人がみんな悩んでいるのです。

グレーゾーンという言葉を、私が実感としてとらえるようになったのは、東日本大震災と原発事故を経験した福島県でのがん哲学外来の学びからです。

訪れる患者さんの多くが、Aという医師からはこう言われ、Bという医師からはこう言われ、Cという病院ではこう言われました、いったい私はどうなっているのでしょう、と訴えます。それを聞きながら私は、どの医師の見解も間違いではない、しかし絶対でもない、つまりグレーゾーンなのだと理解したのです。

あいまいなことはあいまいに答えることが科学的である、と習ってきた私たち現代の医学者ですが、福島原発の事故以後、もうそれではすまされなくなっていると感じています。しかし、グレーゾーンを語るには理論や科学は通じません。

では、どうすればいいのか。

「グレーゾーンに対して確信を持って語るには、愛しかありません」

口をついて出た言葉はこれでした。

つまり、がんの専門性と哲学的な見地から考えると、福島の患者さんの悩みは、診断の正解がわからないこと以上に、「正解がないグレーゾーン」いう事実に踏み込んで話してくれない不安のほうが大きいと感じたのです。

考えてみれば、人生も世の中のさまざまな現象も、グレーゾーンだらけです。足下を照らす懐中電灯を得たかのように、その悩みを対話で解消し、その人なりの「いい覚悟」を持てるようにしてあげたい。その思いを支えるのは、間違いなく愛です。

自己に頼るべし、他人に頼るべからず

自ら人生の基軸を求め、行動を起こせば手にすることができる「品性の完成」を人生の目的としてください。

軽井沢追分《おいわけ》で、「いのちのバトン〜紡がれる夢と希望」をテーマに開講された「軽井沢がん哲学学校」にワイフとともに招かれたときのことです。私は、「いのちのバトン〜奥ゆかしい立ち居振る舞い」のタイトルで講演する機会が与えられました。

それに先立ち、星野温泉にある「石の教会・内村鑑三記念堂」を訪問し、地下の資料館で、1926年に書かれた内村鑑三直筆の「成功の秘訣」を拝読しました。思想家、内村鑑三は意外なことに、「成功の秘訣」という実業家のような10か条を残しています。もとは星野温泉の三代目・星野嘉助《ほしのかすけ》に贈ったものだと言われています。

商売とは無縁の人にも、学ぶところの多い10か条です。

1　自己に頼るべし、他人に頼るべからず。

2　本《もと》を固《かと》うすべし、さらば事業は自から発展すべし。

3　急ぐべからず、自動車の如きも、成るべく徐行すべし。

4　成功本位の米国主義に倣《なら》ふべからず、誠實《せいじつ》本位の日本主義に則《のっと》るべし。

5　濫費《らんぴ》は罪悪なりと知るべし。

6　能《よ》く天の命に聞いて行うべし。自らおのが運命を作らんと欲すべからず。

7　雇い人は兄弟と思うべし、客人は家族として扱うべし。

8　誠實に由《よ》りて得たる信用は最大の財産なりと知るべし。

9　清潔、整頓、堅實《けんじつ》を主とすべし。

10　人もし全世界を得るともその霊魂を失わゞ何の益あらんや。人生の目的は金銭を得るに非ず。品性を完成するにあり。

内村鑑三が初めて星野を訪れたのは1921年、「芸術自由教育講習会」に講師として参加するためでした。島崎藤村《しまざきとうそん》、北原白秋《きたはらはくしゅう》らと開いた「芸術自由教育講習会」は、何事においても慎みが求められた時代にあって、感じたことを感じたままに表現し、自由に討論できる場であったと言います（石の教会・内村鑑三記念堂　内村鑑三解説より）。

誠実を説き、物質的充足よりも精神的な充足と、品性の完成を人間としての基本に据える内村の言葉は、時代を経ても新鮮に胸に響きます。まさに、内村が掲げる「妥協のない純粋な自由」を思わずにはいられません。

とくに10は、私が言葉の処方箋で多用する「人生の目的は品性の完成にあり」の出典です。軽井沢がん哲学学校に参加していた約40名の人たちの心にも、きっと響いたものと思います。

「がん哲学学校」とは、がん患者さんやその家族、遺族のみならず、地域の人々がともに人生を探求し、人間としての学びを深めようとする場で、がん哲学外来メディカルカフェの発展形です。お茶を飲みながらゆっくりと対話できる場所という点ではカフェと同じですが、あらゆる世代のあらゆる立場の「地域の人々」の参加が特徴になります。私は、「学校長」と紹介され、スタッフの意気込み、情熱、ユーモア溢れる愛情を肌で感じ、感激したものです。

ところで、中国の孟子《もうし》は、「天爵《てんしゃく》を修めて人爵《じんしゃく》これに従う」という言葉を残しています。天爵とは、高潔な道徳の実行によって得られる最高の品性のことです。生まれついての徳と言うこともあります。

人爵とは、人間や社会から与えられる名誉、利益、財産、地位などのことです。多くの人は、天爵を修めずに、ただちに人爵を得ようとして突き進むため、失敗したり、たまたま一時的に成功したりしても長続きしないということを言っています。言葉を換えれば、品性をつくれば、人爵は、その結果として自然に得られ満たされた人生が実現するでしょう、という教えです。

がんを宣告された人にとっては、治療と療養には十分な金銭が必要かと思います。また、そうでない人にとっても老後のためのお金は重要事項です。私もこの考えを否定するつもりはありません。

ただ、金持ちになりたいと望んでも、すべての人が金持ちになれるとは限りません。でも、「品性の完成」は誰もが目指し、実現することが可能です。それは人がこしらえたものではなく、自らの内面から湧くものだからです。

「自己に頼るべし、他人に頼るべからず」

これもまた、広がりを持って「品性の完成」の自覚へと導く言葉に聞こえてきます。

成功、財産、地位……。人がこしらえた価値観にすぎないものを、生きる目的とするのではなく、自身にとっての品性とは何かを静思し、発動することを期待するばかりです。

センス・オブ・プロポーション

悩んだとき、迷ったときは、何が大切で、
何がどうでもいいことかを決めるセンスを磨くことが大切です。

「センス・オブ・プロポーション」という言葉を残したのは、新渡戸稲造です。イギリス人やアメリカ人は、何が大きいことで、何が小さいことかを見きわめる「センス」を持っている。ところが、日本人にはそれが欠けているというのです。重要なことと些細なことを混同して、どうでもいいことの周囲をうろつくばかりで、核心をつかめないという手厳しい評価です。

明治維新後、近代の日本人に対しての評価とはいえ、大所高所から物事が見られない傾向は、現在にも続いているように思います。

新渡戸は、重大な問題は複雑なものだけれど、核心をつかんでいれば、おのずからどんなことでも解決の道が見出せる、とも言っています。のちに、私がアメリカ留学で出会った師、クヌッドソン博士からいただいた言葉も新渡戸の言葉と共通するものでした。

「本《もと》はひとつであり、本は多岐に分かれる。末梢のひとつひとつを追いかけていっても、本を見失えば、いたずらに疲れるばかり。根本に目を据える必要がある」

がん哲学外来を始めたとき、私も「センス・オブ・プロポーション」を自問自答しました。誰のために、なんのために、がん哲学外来は開かれるべきなのか、と。

もちろん、その答えは、患者さんとその家族のために、じっくり悩みを直《じか》に聞き、解消できる道を一緒に探すためにほかなりません。そのためには、気軽に予約ができて、お茶など飲みながらリラックスした雰囲気で、面談は無料が望ましいと考えました。

「がん哲学外来」を継続するに当たり、所属する大学や病院という「陣営」の外へ出て開設することを決断したのもそのためでした。

こうした流れの中、複数の大学病院のお膝元《ひざもと》で、医療機関が集まるメディカルタウンとも言える東京・お茶の水で「がん哲学外来メディカルカフェ」が開設されることになりました。

カフェはがん哲学外来と同様、お茶を飲みながら、ゆったりとした雰囲気で、患者さんや家族、医療者が同一の平面で対話する場です。がん哲学外来のグループ版といったところでしょうか。がん哲学外来を2階部分とすると、メディカルカフェは1階か玄関先のイメージです。

いずれにしても、がん哲学外来と同じように対話を中心として、患者さんをはじめ、がんとともに生きる方々をサポートする場です。医療機関に限らず現在は全国約60か所にも広がり、さまざまなところで開催されています。

「センス・オブ・プロポーション」はまた、患者さんにもメディカルカフェのスタッフにもよくかける言葉です。悩んだとき、迷ったときは、何が大切で、何がどうでもいいことかを自分で決めること。そして、すべきことがわかれば、手順を踏んで本気でやることです。

「悩める患者さんのために開かれていること」を核に考え続けているので、全国に広がったがん哲学外来カフェの運営はすっきりしています。基本は、その地域ごとで運営しているスタッフ、患者さんと医療者にまかせているので、私抜きでカフェは頻繁に開催されています。私は講演などで呼ばれたときに行き、カフェで参加者が対話を楽しんでいる間、別室で「がん哲学外来」に当たるという姿勢で、それ以上の関与はしないでいます。

それだけ、がん哲学外来カフェはゆるやかな組織で、そのカフェごとのやり方があっていいのです。私ひとりが統括するよりは、より多彩な活動ができることは言うまでもありません。

人にまかせられることはまかす。これも胆《きも》に銘じておきたいことです。

ところで、カフェのスタッフはときに、カフェの運営とはあまり関係のない、誰それからこんな批判を受けたとか、人間関係についての悩みを吐露する人もいます。また、患者さんも病気とは関係のない、近所の人が私をこんな目で見る、私を批判している、といったたぐいの悩みを訴えることがあります。

そんなとき、私のアドバイスは決まっています。

「ノミ、シラミが肩をちくりと刺すごとし」

つまり、ノミやシラミに刺されたぐらいの些末なことでしかないのです、だからほっとけ、と。勝海舟《かつかいしゅう》の言葉を新渡戸が引用したものですが、「センス・オブ・プロポーション」のエッセンスをユーモアを持って表わしていると思います。

第5章
与える

人生の目的は品性を完成するにあり

困難、苦難は誰にでも襲いかかるものです。そのとき、品性は、耐えることで生まれ、行いによって磨かれます。

4年前に手術した胃がんが再発して、厳しい闘いをしていた50代の患者さんが、がん哲学外来を訪ねてこられました。扉を開けたとき笑顔だったのが、とても印象的でした。

「これから治療や薬の副作用は厳しくつらくなるかもしれないけれど、人のためになることがしたい」と強い決意を口にされました。

その澄んだ目を見て、私は言いました。

「人生の目的は品性の完成だからね」

「品性の、完成……」

「今まで自分が生きてきた中で仕事、趣味、いろいろなことをやってきたでしょう。それをあなたという人間の品性として、どうやって完成させればいいのか考えてみてはいかがですか。与えられた使命はひとりひとり全部違います。自分はいったいどういう花かを考える。その花に見合った花を咲かせればいいでしょう」

その患者さんは、残された時間を自分らしく生きるにはどうすればいいのか思い悩んだ末、がん哲学外来メディカルカフェでお芝居を上演するイベントを計画しました。大の演劇ファンだった患者さんは、同じ病に苦しむ人たちにお芝居でやすらぎを与えたいと考えたのです。舞台に通いつめて親しくなった劇団の役者さんに企画の相談をして、選んだ作品の題材は『葉っぱのフレディ——いのちの旅』でした。

「葉っぱのフレディ」はアメリカの哲学者レオ・バスカーリ博士が書いた絵本

で、1本の大木に生まれた葉っぱたちの四季を通して、生と死、自分たちはどこから来て、どこへ行くのかというう人生といのちの意味を考える名作です。

死とは人生の引っ越しであり、変化することのひとつ。世界も自分も変わり続け、変わらないものは何ひとつとしてなく、変わることこそごく自然なこと。その中で、いのちは永遠に続く、という「葉っぱのフレディ」のメッセージは、この患者さんの思いそのものだったのでしょう。

しかし、このお芝居の完成を待たずに患者さんは亡くなります。

4か月後、遺志を継いだ家族や劇団員、友人たちは、故人のメモリアル・メディカルカフェという場を得て、音楽劇『扉　Ready ～Freddie～ Go!!!』を上演しました。満場の客席は感動の涙と割れんばかりの拍手に包まれました。

患者さんの魂が一緒に舞台を見守り、力づけていたと感じる、あるいは信じる人たちがなんと多かったことか。永遠に続くいのちの意味と死に直面したときのための勇気は、患者さんからの贈り物にほかならなかったのです。

患者さんが最期に選んだ「自分らしく生きること」は、まさに「人のためになること」でした。

「本当にありがたいですね。こうやってみなさんが主人の思いをつないでくださって。なかなかないことだと感謝しています。ありがたい気持ちでいっぱいです。どうやってこの感謝の気持ちをみなさんにこれからお伝えしていけばいいのか今はまだわかりません。それが私の使命になるのかもしれません」

お芝居を娘さんや患者さんのお兄さんたち家族と一緒に観ていた奥さんは、終演後にそう言いました。

そして、患者さんが痛みでつらい中でも最後まで穏やかだった、と聞いた私は、「『品性の完成』に向かって最後まですごくよくがんばったのですね」と、その品性を讃《たた》えました。

「人生の目的は金銭を得るに非ず、品性を完成するにあり」

これは私が尊敬する内村鑑三の言葉です。

人生の目的が「品性の完成」にありとは、いったいどういうことだろうか、と多くの人が首をかしげます。けれど、この意外性のある言葉にふれることで、病気やさまざまな困難に直面する人が前向きな気持ちになるようです。

ある日のがん哲学外来で、会社に勤めている患者さんが職場での悩みを打ち明けました。

「つらい治療を終えて薬も効いているから、職場に無事復帰しました。医師からもできる仕事はしっかりやっていいと許可が下りたのです。ところが、私が中心となって進めていた企画はいつのまにか同僚に任されていました。上司には術後の経過をまめに報告して、すぐ復帰できそうだと話していたから、仕事のフォローをしてくれていると思っていました。裏切られた思いです。ちょっと休んだだけなのに、ちょっと病気になっただけなのに、それががんだったからって……。自分が会社からも人生からも用無しになった気がしてショックでした。これまでどおりの仕事に戻りたい、と上司に相談しましたが、神様がゆっくりしなさいと言っているんだと思ってそんなに焦らなくていいから、と腫れものを触るような扱いです。もう二度と、がんになる前の自分には戻れないのでしょうか」

井戸の水をくみ上げるかのように、涙が止まらない様子です。

私は言いました。

「がんになる前の自分が最高だなんて、誰が決めたんですか？　今の仕事が好きなら続けられたらいいじゃないですか。自分で決める人生は、病気とは関係ありませんよ」

そして、この言葉を贈りました。

「人生の目的は品性を完成するにあり」

品性とは、人格であり、人としての品位です。人生の目的は、仕事の成功や世間の賞賛、ましてや、お金持ちになることではありません。今、自分の目の前にあることに一生懸命取り組み、自分の行いによって人が喜んでくれることによって、初めて品性は磨かれていくものです。

この患者さんに限らず、職場の悩みを持つ人は少なくありません。がんであることを報告したら閑職に異動させられた人。逆に、「これまでどおり仕事をしなさい」と言ってもらえたものの、通院や体調が悪いために仕事を休んだり、仕事に差し障りが出たりして悩む人。久しぶりに出社した職場で周囲に大げさに気を遣われたり、がんであることを知っているのに、知らないふりをされて傷つく人。みんな悩むのです。

後日、この患者さんからメールをいただきました。

「上司に自分が休んでいた間、迷惑をかけたことを素直に詫びました。仕事をフォローしてくれたことに感謝しました。今の自分にできることは仕事の補佐をすることだと伝えました。すると、『君がいないとうまく進まないことが多かったから、戻って来てくれてうれしい』と言ってくれたのです！　これから、人生の目標とする品性の完成に向けて謙虚に生きていきます」

困難、苦難はがんに限らず誰にでも襲いかかるものです。そのとき、いかに耐えるか。そして、「人のためになる」ことにいかに気持ちを向けられるか。耐えることで品性が生まれ、品性を磨くことによって希望が生まれます。

お互いが苦痛にならない存在となる

対話により、お互いの境遇や人生に学ぶことと同様に、沈黙も、大切な時間として受けとめて過ごしましょう。

がんを抱えながら生きることは、並大抵のことではありません。死への恐怖と不安、痛みへの恐れと不安、抗がん剤の副作用への不安、経済的な不安など、大きな恐怖と不安がまといついて離れません。

それでも、たとえば、がん哲学外来メディカルカフェに通ってくる人を見ていると、明るく元気です。がん患者だからといって、四六時中、苦しんでいるわけではありません。おしゃれをして、仲間とおしゃべりして過ごす楽しい時間を持っています。

ある芸術家の方は、治療を受けながら地方のアトリエで制作した作品を、都心の会場まで定期的に運んで個展を開いています。会社に勤めて仕事をこなしている人もいます。旅行や登山を楽しんでいる人もいます。周囲は彼ら彼女らが、がん患者であることを忘れています。こうしたがん患者さんを身近に見て、「あの人の強さに学ぼう」と思う人がいます。

がん哲学外来メディカルカフェの役割の中に、「研鑽《けんさん》」があります。語り合い、お互いの境遇や人生に学ぶのです。それだけで、患者さんたちは十分に他者のために生きる、という使命を果たしています。

もちろん、皆がみな、明るいわけではありませんし、初めからそうだったわけでもありません。話すことが苦手な人だっています。初めて足を運んだ人は、カフェの雰囲気にとまどい、話しかけられても何を話したらいいのかわからず、黙ったまま過ごすことも珍しくないのです。だけど、それでいいのです。

「研鑽」には、長い沈黙の時間を共有することや「お互いが苦痛にならない存在となる」ことも、大事な課題と考えています。

患者さんはがんになると、「こんな体になってしまってごめんなさい」という気持ちや、「家族に迷惑をかけてはならない」という消極的な決意を持ちます。一方、家族も、つらさを代わることも、病気を直接治すこともできない、無力感に襲われることがあるのです。互いにそう思っていたわり合っていても、不安を消すことはできないから、「これでいい」と言ってくれる人を求めています。第三者に、ありのままを認めてもらいたいのだと思います。

そのため、がん哲学外来メディカルカフェのボランティアスタッフには、「研鑽」とともに、スタッフの3か条も心得として繰り返し話します。

1　品性。人生の目的は品性の完成である。

2　使命感。偉大なるお節介症候群の症状を持つ。

3　犠牲を払う。自らは犠牲になっても、心は豊かになるものである。

自分のことだけを思い、自分のためだけに行動するよりも、自分が他者から必要とされていると感じたときのほうが、喜びははるかに大きいものです。患者さん同士は相手が必要としていることがより理解しやすいでしょうから、余計なお節介さえ注意すれば、互いに喜びを分かち合えるでしょう。家族は患者さんに与えているようでいて、実は喜びを与えられていることを、不安になったときにぜひ思い出してほしいと思います。そして、スタッフや医療者は、「ありのままを認める」ことでさえも、患者さんと家族を支える喜びになることを感謝したいものです。

カフェに集うがん患者さんにとって、時間はかけがえのない大切なものです。その時間を共有する場では、新渡戸稲造が引用している「奥ゆかしさは最も無駄のない立ち居振る舞いである」を実践していくばかりです。

明日死ぬとしても、今日花に水をやる

運命を受け入れる。でも、運命に翻弄されないで毅然と生きる努力を続けましょう。

「もし明日世界が終わるとしても、私は今日りんごの木を植えるだろう」と言ったのは、ドイツの神学者で牧師のマルティン・ルターです。宗教改革の中心人物として教科書で習ったことがあるでしょう。

明日で世界が終わりになってしまうということは、今日リンゴの木を植えても実りを得ることはできません。それどころか、木自体もなくなってしまうでしょう。木を植えるその人の存在も、木を植えた大地も一切がなくなってしまいます。人類の歴史でさえ、失われてしまうのです。

となると、残された今日一日は、刹那《せつな》的に享楽の限りに過ごすのか、おびえて悲しみ嘆くのか、運命を罵倒するのか、あるいは祈るか、でしょうか。

それなのにルターは、今日リンゴの木を植えようと言うのです。それが、人間としてもっとも尊く、また人間らしい生き方だからにほかなりません。

この言葉自体は小学生でも理解できるでしょう。けれども、その真意を理解することは、きわめてむずかしいと思います。この言葉は、行為について語ったものではありません。明日、世界が終わるなら、何をするか？　これは、行為でなく心の在り方を問う言葉だからです。

この問われていることを私は、苦難の現実は誰にも起きるけれど他者に関心を持つ、持ち続けることで尊い贈り物を遺すことができる、と理解しています。

ある日の面談で、強い孤独感を訴える患者さんがいました。

「がんになってから、周りの人がみんな急によそよそしくなって、私を避けているんです。地域活動や趣味の習い事を一緒に頑張ってきた仲間と思っていたのに、冷たいじゃありませんか。先生、がんになったのは私のせいじゃありませんよね。私はなんでがんになったのでしょうか」

リーダー格として活動を盛り立ててきた自負がある分、ショックも大きかったようです。

自分の殻に閉じこもってしまったような患者さんに、私は言いました。

「あなたは、明日死ぬとしても、今日花に水をやりますか？」

「え？　そんなことしませんよ。だって、私はその花をもう見ることはできませんよね」

「でも、あなたが水をやらなければ、その花はそのまま枯れてしまうとしたらどうでしょう」

考え込みながら、枯れてしまった花を想像したのでしょう。意を決したように言いました。

「先生、やります。たとえ、明日死ぬとしても、水をやります」

その花は、患者さんの周囲の人と同じです。「がんになった自分」だけにせいいっぱいになると、花に水をやる余裕がなくなることもあるでしょう。見て見ぬふりをすることもあるでしょう。周りの人が離れて行くと感じているのは、きっと自分の風貌が周囲と距離を置いているからです。患者さんの気持ちこそが周囲に向いていないのです。

自分ががんになったことを隠したい人もいます。知られたくない気持ちから過敏になって、周りの人を無意識に遠ざけていることに気づきません。周りから見ると、逆にこの人が急によそよそしくなって、何かあったのではと感じるのです。それを周りの人が離れていくように感じることがあるようです。

「花に毎日水をやるように、あなたが周りの人のことを忘れず、慈しむように接するなら、たとえあなたが明日いなくなっても、あなたのことを5年先、10年先に思い出す人がいますよ。あなたのその生き方そのものが、周りの人への贈り物になるのですから」

「明日死ぬとしても、今日花に水をやる」は、お察しのとおり、「明日世界が終わるとしても、今日りんごの木を植える」をもっと身近にしたものです。

りんごの木を植えるためには、場所も力も必要ですが、花に水をやることなら、誰にでも簡単にできるはずです。実際に、末期がんの患者さんで寝たきりであるにもかかわらず、ベッドを抜け出し、家の中をはって行って、鉢植えの植物に水をやっているという人がいます。家族は、花に水をやる使命を全うしている姿に、なんともいいがたいほほえましさと勇気を感じている、と話してくれました。

この患者さんの行為、そして、水を与えられた鉢植えは、たとえこの患者さんがいなくなったあとも、かけがえのない思い出とともに、家族への贈り物として残されることでしょう。そうして、あなたが育てた花を、思いを、必ずや誰かが引き継いで育てるはずです。

勇ましい高尚なる生涯

どのような境遇にあっても、希望と喜びのために生きる努力を続けるまじめな生涯こそ、もっとも価値のある生きた証になります。

「勇ましい高尚なる生涯」と聞いてすぐにピンと来る人は多くはないでしょう。「勇ましい」「高尚」「生涯」と普段あまり使わない言葉の連続です。なんのことだかよくわからない。それがなぜだか、がん哲学外来に来る患者さんはスッと受け入れてくれるのです。

がんになったとき、これまでがんばって生きてきた人生の意味はなんだったのかと、やるせなくつらい思いにとらわれる人は多いようです。そういう人は人生に無常を感じて、ふと心にすきまができる。だから、この言葉を受け入れられるように感じるのでしょう。

この人生の役割とはいったいなんでしょうか。

それはどんな状況、苦難にあっても、「にもかかわらずやります」というものだと私は思っています。自分の人生が自分以外のためにあるように思えること、自らが犠牲になっても心が豊かになるようなこと。その実践こそが、まさしく「勇ましき高尚なる生涯」なのです。

「後世へ遺すべき物は、お金、事業、思想もあるが、誰にでもできる最大遺物とは、勇ましい高尚なる生涯である」

私が尊敬してやまない内村鑑三の言葉です。自然科学者であり、思想家であり、偉大なキリスト者であった内村です。金も書物も何も残せない、そんな自分は無用なのだ、と言う人に対して、内村は『後世への最大遺物』という講演録の中で、そんなふうに言葉を続けています。

この世の中は失望の世の中ではなく、希望の世の中であると信じることである。そして、この世の中は悲嘆ではなく、歓喜の世の中であるという信念のもと日々に研鑽し、その生涯を世の中への贈り物としてこの世を去る――。つまり金や地位や名誉にとらわれず、どのような境遇にあっても善と希望と喜びのために生きる努力を続けるまじめな生涯そのものが「勇ましい高尚なる生涯」であり、もっとも価値のある、後世への贈り物だというのです。いかにもキリスト者らしい内村の言葉です。

病床にあっても、体は自由に動かなくても、そして死を前にしてもできること。それは、何かを世の中に贈りたいという思いと、かけがえのない人生を最後までつらぬく小さな努力ではないでしょうか。

自分が生きた証《あかし》を残したい。切実にそう願う人のために、私はこの「勇ましい高尚なる生涯」という言葉を選びます。

寄り添う心は言葉を超える

基本に愛があれば、多くの言葉を必要としません。
言葉を交わす会話ではなく、心を交わす対話を大切にしましょう。

がん哲学外来を訪ねてくる人は、言葉によって、会話によって、傷ついた経験を持つ人がとても多いように感じます。

まず、患者さんは自身の病気や治療についての不安を診療に当たった医師に相談できずにいます。医師のちょっとした言動や表情に一喜一憂して、余計なことを聞いて気分を害したのではないか、と不安になるのです。また、質問には答えても、エビデンス（薬や治療、検査方法の効きめといった世界中で実施される臨床研究などの科学的データ）の結果に基づいた確率の話がほとんどでしょう。そういった説明の言葉はどうしても冷たく聞こえるようです。今の医療者は忙しすぎて、お尻がイスから5センチ浮いているような感じですからね。忙しそうにしている人には、誰も悩みを打ち明けようとは思いません。

また、家族のなにげないひと言が思いやりに欠けた言葉に聞こえたり、逆に周りの人の気を遣いすぎる言葉に傷ついたりすることもあります。

人はがんになると、今までなんとも思わなかった周囲の言動に反応して心が傷つき、精神的に動揺するようです。

「がん相談」の多くは、治療や社会保障制度などの情報提供が中心の会話ですから、人間関係の悩みは話しづらい印象があります。一方、カウンセリングは患者さんや家族の話の「傾聴」に終始するため、物足りなさを覚えるようです。

こうした経験をひと通りしてから、患者さんや家族は、がん哲学外来を訪ねるケースが多いのです。

がん哲学外来で処方箋に用いられる核となる言葉は数多くありますが、正直なところ、言葉の無力さを感じることも少なくありません。その人に代わって苦しみを引き受けることはできませんし、悩みから抜け出すためには、自分で答えを見つけることも必要でしょう。

どんな言葉をかけてもすっきりしない、納得できない人だっています。相手の気持ちが受け入れる状態になければ言葉は深く届きません。

そんなとき、私自身が学び、励まされる方法があります。

私はよく犬と猫が向き合っている写真を講演などで見せています。写真に写っている犬と猫は本当に仲良しかもしれませんが、もしかしたらいがみ合っているのかもしれません。真実はわかりません。

ところが、その写真を見た圧倒的多数の人は、ほほえましい、癒される、と言います。その瞬間はきっと、2匹の心が通じ合っているから、ほほえましく感じ、癒しをもたらされるのではないでしょうか。

また、知人からもらった写真も私は紹介します。

それは、小さな子どもと大きなゾウが隣同士並んで座る後ろ姿の写真です。

小さな子どもがゾウを支えることは現実的にはできません。私たち大人でも同じです。けれども、子どもでもゾウに寄り添うことはできます。それはまさしくゾウに子どもが寄り添う写真なのです。見る人にとって、無条件にほほえましく、癒される一枚です。

言語を持たない動物と私たちは言葉で会話することはできません。けれども、言葉以上の慰めや心と心が通じ合う喜びをお互いの存在と寄り添うことで得られる、というのはとても象徴的だと思います。

1894年、新渡戸稲造は札幌農学校の教授時代に、貧しい家庭の子どもらを集めて無料の「遠友《えんゆう》夜学校」を開設しています。そこで、新渡戸が生徒に教えた基本姿勢のひとつに、

「生活環境や言葉が違っても心が通えば友達であり、心の通じ合う人と出会うことが人間の一番の楽しみである」

ということがあります。

言語の違う外国人との交流をあげるまでもなく、言葉少なく寄り添うだけの関係や言語を持たない動物との交流でも、この教えに通じるのではないでしょうか。

あなたの身近に苦しむ人がいたら、余計な言葉をかけることよりもまず、寄り添ってみてはいかがでしょう。支えてあげる、などという大上段に構えるのではなく、隣にさりげなく寄り添えばいいのです。黙って寄り添うことならば、どんなに微力な人でも病気の人でもできるはずです。寄り添う心には言葉を超える喜びを互いにもたらす力がきっとある。そのように私は感じているのです。

余計なお節介よりも偉大なるお節介を

一生懸命、尽くして慰めているつもりが、自分の気持ちを押しつけているのは余計なお節介にすぎません。

病気になったとき身近にいるのはたいてい家族です。不安や焦燥感、自責の念にかられる患者さんはもちろんですが、家族も揺れ動く精神状態にあります。その関係性から、がん哲学外来に来る人の多くが夫婦、親子、家族の言葉に傷つき、悩んでいます。

ご主人が胃がんになりました。手術前も手術後も、食欲がありません。でも、奥さんは言うのです。

「あなた、食べてください。少しでもいいから食べましょう」

夫のために好きなものや消化のいい食材を買ってきて、心を込めて料理を作ります。

「だから、ぼくだって食べたいのはやまやまです。でも食欲がないし、正直食べられない。ところが妻の『食べろ食べろ』が止《や》まない。食事のたびに、顔を見るたびに、『食べて体力をつけましょう、さあ、少しでもいいから食べて』です。しだいに私には苦痛でしかなくなりました。いや、言葉の暴力でしかないとまで思うようになりました」

相手の身を案じるがゆえの行為であったとしても、残念ながらこれは余計なお節介です。奥さんは、食べようとしても食べられない夫の苦しみを本当に理解しているでしょうか。実は、自分の気持ちを押しつけるだけの余計なお節介をしていることに気づいていないのです。

また、こんな夫婦もいます。

奥さんが病気で倒れました。最初のころ、ご主人は意味もなく不機嫌になってしまいました。奥さんからすれば、なんという冷たさ、と哀しくなりました。一方で、声をかけるときは、「どこがどう痛いのだ?」「今日はどうだ?」と、ひっきりなしに聞いてきます。黙って放っておいてほしいのに、と思うときも、話しかけてきます。夫としては実は気遣い、いたわっているつもりです。

男というのは往々にして、妻というものはいつも元気ではつらつとしていて、自分の世話を焼いてくれるものと思い込んでいるようです。だから、病気になった妻にどう対応していいのかわからなくなって混乱してしまうのでしょう。

ご主人はやがて、これではいけないと気がついたようです。すると、今度は、

「早く治して、一緒に旅行に行こう」

「治療法を変えたらどうだ。テレビでこんな情報をやっていたぞ」

「頑張れ、頑張れ」

一生懸命に励ましているつもりなのでしょう。でも、頑張って一日も早く回復したいと願っているのは、奥さん自身です。それを、「頑張れ」と言われて

は心の負担になり、しまいには言葉によって傷つけられていきました。

奥さんはぽつりともらしました。

「最初のころの冷たさを思い浮かべて、何を今さらとも思いました」

この場合も、自分の気持ちを押しつける余計なお節介しかできない夫の気持ちのずれを感じます。

こうした悩みを解消するには、当事者である夫婦や家族が一緒にがん哲学外来の面談に来ることが近道です。根本には家族を思いやっての気持ちがあるのですから、双方の意見を聞いて第三者が橋渡しをすれば、ボタンの掛け違いに気づいて徐々にわだかまりが解けていきます。面談が終わるころには対話によって、信頼関係も修復される。これが私の考える、偉大なるお節介です。

人間は誰かにお節介を焼いてもらうことを望む生き物です。でも、同じお節介なら、余計なお節介よりも偉大なるお節介をしましょう。他人の必要に共感することが偉大なるお節介。たとえ相手が間違っていても余計な正論に走らず、よしと受容する心構えが大事です。

いたわりの言葉は最小限でいいのです。それよりも、相手の本当の苦しみや不安を聞くこと、そして受け入れること。フェイス・トゥ・フェイスで相手の風貌をじっくり見れば、本当はどうしてほしいのか目が、表情が、訴えているはずです。偉大なるお節介は、同じ部屋にいて寄り添ってあげるだけでも十分だと私は思います。

がん闘病は患者さんと家族、どちらにとっても長い道のりになることがほとんどです。今まで気づかなかった家族の弱さも強さも浮き彫りになります。がんになったせいで迷惑をかけていると自分を責める患者さんだからこそ、家族にたくさんの気づきを与えているのです。自分ができないことがあることで、それを支えようと誰かが協力する。お互いの弱さや足りなさを補い合うことで人間として大きく成長していきます。

がん患者さんは存在自体が、偉大なるお節介の種になると私は思うのです。

なすべきことをなそうとする愛

現実を直視することが重要です。同時に愛をもって、現実の中にゆるがない自己を見出しましょう。

「なすべきことをなそうとする愛」とはいったいなんだろうと思われるかもしれません。

なすべきこととは、自分に与えられた役割と考えればいいでしょう。それは、だれかに強制されたわけでも、やらなければならないという義務でもなく、評価や賞賛を得るためにするものでもない。今自分にできる喜びとしてやることだと私は考えています。そのための原動力になる愛、大きな意味では人間愛が、なすべきことをなそうとする愛、といったところでしょうか。

どんな状況や境遇にあっても、自分になすべきことがある人は強い、とがん哲学外来を続けてきて思います。そういう患者さんは、試練という事実を直視する強さや、大きいことは大きく、小さいことは小さく、大切なことと今はどうでもいいと思えることを判断する胆力があるのです。そして、自分を支えてくれる家族を巻き込む大きな愛を感じます。

新渡戸稲造が英語で書いた『武士道』の日本語訳で広く知られる経済学者、矢内原忠雄は「事実を客観的に観察しなければ、学問については独断であり、信仰については迷信となる」という言葉を残しています。

事実を直視し、リアリズムに徹すること、それこそが学問の面でも、信仰の面でも、あらゆる仕事や日々の暮らしでも大切だと、矢内原は言うのです。

リアリズムに徹するとは、目の前の事態をしっかり自分の手でつかみ、研ぎ澄まされた感性を持って、考えることと言っていいでしょう。そして、全体像を把握し、大小を的確に判断して物事に対処することが大切です。わかりやすく言えば、冷静に真偽をかぎ分ける目を養いたい、ということ。それができれば、何ものにもゆるがない自己を確立できるのではないでしょうか。

矢内原はまたキリスト者でもありました。矢内原が持つ「なすべきことをなそうとする愛」は「預言者的精神を恢復《かいふく》せよ！」という思いを突き動かします。矢内原が言う預言者的精神とは、一時の感情に流されず、世論がどう動こうと、きちんと時代を見据えて生きていくべきだということです。

そしてその根底には、愛を置く。愛を通して、日常を、家族や出会う人々を、自らの病気や老いさえも見つめなさい、ということにほかならないでしょう。あなたの家族の中に病気の人がいるなら、まさに広く大きな愛をもって接してください。

がん哲学外来を訪ねる人を見ていると、本当に大きな愛を感じることができます。たとえば、ある末期の患者さんは、奥さんとお姉さんと3人でやって来ました。けれども、すでに車から降りて私のところへやって来る体力もなくて、車の中で寝たきりの状態でした。そして、奥さんとお姉さんが私と面談し、その内容を携帯電話で患者さんに伝えるのです。時に込み入った話のときは、奥さんかお姉さんが車までもどって、患者さんから直接聞いたり伝えたりしていました。

このとき、私は深い愛を見た思いがしました。そして、この患者さんは幸せな方だと思いました。現実を直視しながらも、まさになすべきこと、自分がどのように存在しているかを、愛をもって具現化していたからです。

言葉の処方箋と一緒に「to doよりto be（何をするかより、どうあるか）」という新渡戸稲造が学んだ言葉を語りかけると、患者さんも奥さんもお姉さんも涙を見せました。井戸の水を汲み上げる如くと形容したいほど涙を流し、心の奥底から泣くのです。しかし、不思議なことに、その涙に悲愴感はありません。それは人間の尊厳にふれて、自然に流れる涙だからです。

病床にあっても、あなたは役立っている

たとえ寝たきりになっても、人は生きる意味を持っています。to do（何をするか）よりもto be（どうあるか）です。

がんで寝たきりの患者さんを訪ねてがん哲学外来をしたときのことです。

「先生、私は自分がこんな姿になるとは、夢にも思いませんでした。家族に迷惑はかけたくない、そのつもりでこれまで頑張って生きてきましたが、寝たきりになってしまって、みんなに迷惑をかけるばかりです。早くあの世に送ってください」

私は言いました。

「そう思っているのは、あなただけですよ。病床にあっても、あなたは役立っ

ているんですよ」

この言葉は、慰《なぐさ》めでも励ましでもなく、私の実感から出たものです。

その患者さんのところには、お見舞いにやってくる人が絶えません。家族がほとんどですが、孫が友だちを連れて来ることもあり、なんだかにぎやかです。はたで見ていると、たとえば孫の服装について、「今日はまたかわいいね」などと話しかけています。すると孫は、「ね、かわいいでしょう。アルバイトして買ったんだよ」などと答えます。ごくごくありふれた会話をぽつりぽつりと交わすだけです。それでも、孫は確実に笑顔になって、「じゃあね、またね」と帰って行きます。

私は、この瞬間のためだけでも、この患者さんは十分に生きている価値があるのだ、と思います。患者さんの存在は、そしてほほえみは、孫や家族をここまで呼び寄せる力を持っているのです。

最近では、核家族のうえに、病気の人や老人は病院とか養護施設などで管理されていますから、とくに若い人たちは病や老い、さらに人の死にふれる機会がとても少なくなっています。

この患者さんが、その存在を通して若い孫たちに老いとは何か、病とは何かを教えている、とまでは言いませんが、孫たちはきっと、老いや死から目をそらしてはいないと私は思います。

あなたがもし、何かをしてもらうだけの立場になったとき、このことを忘れないでください。見舞いに来てくれた人や接してくれる人を、逆に力づけ、元気にして帰すことができるのです。そして、生きる意味や死について考える機会を与えているのだということを。

まさに、to do（何をするか）よりもto be（どうあるか）です。これが、生きていること、存在することの意義だと感じずにはいられません。

人生と向き合うチャンスは思いがけず与えられる

別れという悲哀の使命からも学ぶことがあります。
そこから今度は、与える人生を得るチャンスにもなるのです。

私の父が「天寿がん」で逝去したのは2013年5月5日のことです。自宅（島根県出雲市大社町鵜峠）で、母、姉たち、親戚《しんせき》の人々、看病と手伝いに行っていたワイフ、町内会長に看取られ、92歳の大往生でした。訃報を聞いた私は、急遽通夜に帰郷し、棺《ひつぎ》の中の安らかな顔と対面し、父の地上での生涯の役割を深く静思する時となりました。

この前月、島根大学医学部附属病院で「神在《かみあ》りの国・がんメディカルカフェ開設記念特別講演」の機会を与えられ、久しぶりに帰郷した際、実家に帰り、両親との再会を果たしたばかりでした。出雲市駅まで私を見送り、なぜか「ありがとう」と言う父の姿に、この世に生まれてきた「人生の使命」を深く考えずにはいられませんでした。それが、今生《こんじょう》の別れとなったのです。

船乗りだった父は、80歳のときに前立腺がんが見つかり、大手術をして、それを克服したかにみえましたが、奇しくも私が帰郷の機会を得たその月、新たに肺がんが見つかっていました。すでに転移も確認され、92歳という年齢を考えて積極的な治療をすることはしませんでした。老衰の如《ごと》くの死であり、まさに天寿がんの実現だと思いました。

泣きながら私の手を握る母は90歳。私が医学を目指すことを決めたのは、高熱を出した幼い日、隣村の診療所まで背負って峠のトンネルを往復してくれた、間違いなくこの母の背中の上でだったと思うと、ここにもまた「人生の使命」が心に迫ってくるのでした。

わが故郷、鵜峠は全人口60名に満たない、住んでいる家の戸数は30軒に満たない、空き家率60パーセントの村です。隣の鷺浦《さぎうら》の子どもたちと一緒に通った母校の鵜鷺《うさぎ》中学校は廃校になって久しく、全校生徒5名の鵜鷺小学校も2015年3月をもって大社小学校に統合されることが決定されました。事実上の廃校です。「鵜鷺コミセン（コミュニティセンター）」という地域の交流の場として使用されている旧中学校に続き、今後、鵜鷺小学校の跡地の有効利用が盛んに討議されることでしょう。

空気と水がきれいな鵜鷺地区は、私が構想するメディカルビレッジ（医療村）としてふさわしい環境があります。メディカルビレッジとは、ヒラリー・クリントンが言ったと記憶しているメディカルタウン案の「村」版です。「ひとりの人間を癒すためには、ひとつの村が必要である」という理想のもと、自然に囲まれた介護関連の施設や終末医療を行う建物、そして、がん哲学外来カフェに患者を迎え入れ、医療従事者やスタッフも新たな住民としてメディカルビレッジに共生するものです。その拠点として、美しい自然とともに過疎化や高齢化が進む村を再生させたいと考えています。

私はなぜに小さな村、鵜鷺に生まれ、育ったのか。小学校の跡地が鵜鷺メディカルビレッジに活用されたとしたら、それは答えのひとつなのかもしれません。そして、「がん哲学外来」という私に与えられた人生の役割・使命とも無関係とは思えないのです。

誰にでも、自分の人生と向き合うチャンスは思いがけず与えられます。それががんや病気を通してであればなおのこと、これからの人生に確かな意味を見出すきっかけにしてほしいと思います。たとえ別れという悲哀の使命からもまた学ぶことはあります。そこから何か自分にできることに行き着けば、今度は世に与える人生を得るチャンスにもなるのですから。

患者さんが笑顔を取り戻すために医療の維新を目指して

「やるだけのことはやって、後《あと》のことは心の中でそっと心配しておれば良いではないか。どうせなるようにしかならないよ」

と言ったのは勝海舟です。いかにも江戸っ子らしい、潔い言葉です。そして、この潔さに、私は「いい覚悟」を感じています。

がん哲学外来の立ち上げから6年半、ほぼ毎週、悩みを抱える患者さんやその家族とじっくり対話をしてきて、私は、今まさに「医療の幕末」に生きていると実感しています。

2007年4月に「がん対策基本法」が施行され、がんに対して官と民との共同作業が確認されました。これは幕末の公武合体のようなものです。

しかし、維新には未《いま》だ届いていません。残念ながら、現状は医療者のための医療であって、患者さんのための医療にはなっていないと思うからです。だからこそ、がん哲学外来、そしてがん哲学外来メディカルカフェは、医療者と患者さんのすきまを埋めるために活動しているのですが、まだまだ絶対数が足りません。

私の考える理想の数は、人口1万5000人に1か所、したがって全国に7000か所のメディカルカフェが必要です。この数が整備されれば、がん患者さんや家族にとって、悩みを語り、笑顔を取り戻すための対話の「場」はもっと身近な存在になります。もっと気軽にメディカルカフェを訪れることができるようになるでしょう。

そして、さらにメディカルカフェを発展させて、私はメディカルビレッジ構想を練っております。具体的には群馬県の万座《まんざ》温泉に、末期がんの人々の療養施設を設立しようとするものです。最期の時を心安らかに穏やかに過ごせる環境で、なおかつ経済的負担をできるだけ少なくして、臨終に立ち会う医師とスタッフが患者さんを迎え入れるというスタイルです。この療養施設をメディカルビレッジの本丸とすれば、その周囲には、経済的余裕のある患者さんや家族が逗留《とうりゅう》する温泉宿泊施設、メディカルカフェ、医療者の住まいなどが点在します。

同様にわが故郷、島根県の大社町鵜鷺地区もメディカルビレッジ化がかなえば本望です。

そのために今、私は都市と田舎、医療者と患者さんを結ぶ「縁結びの神」として動き出したところです。

今すでにあるがん哲学外来メディカルカフェは、純度の高いがんの専門性と社会的包容力の両輪で、速攻性と行動力をモットーに活動しています。同じモットーで、メディカルビレッジ構想が実現するよう、現実の中の理想を追い求めている私です。

２０１４年10月

樋野興夫

「がん哲学外来のチーム医療」を支える偉人たち――参考図書リスト

新渡戸稲造《にとべいなぞう》（1862―1933）

教育者、農政学者、思想家。札幌農学校卒業後、アメリカ・ドイツに留学。帰国後、教鞭を取り、第一高等学校校長、東京女子大学学長などを歴任。国際連盟事務次長も務めた。

参考図書

『武士道』（岩波文庫　矢内原忠雄訳）

内村鑑三《うちむらかんぞう》（1861―1930）

キリスト教思想家、伝道師、文学者、聖書学者。札幌農学校卒業後、渡米。帰国後は教鞭を取ったが、のちに著述に没頭。著作・論説等を発表後、社会運動を経て無教会主義を唱えた。

参考図書

『代表的日本人』（岩波文庫　鈴木範久訳）

『後世への最大遺物／デンマルク国の話』（岩波文庫）

南原繁《なんばらしげる》（1889―1974）

政治学者。新渡戸稲造が校長時代の第一高等学校卒業。東京帝国大学法学部入学後、内村鑑三の弟子になる。東京帝国大学総長を務め、日本学士院院長などを歴任。

参考図書

『南原繁著作集　全10巻』（岩波書店）

矢内原忠雄《やないはらただお》（1893―1961）

経済学者、社会科学者、無教会主義キリスト教思想家。新渡戸稲造が校長時代の第一高等学校卒業。内村鑑三の聖書研究会に参加。東京帝国大学で教鞭を取り、戦後は東京大学総長を務めた。

参考図書

『余の尊敬する人物』（岩波新書）

吉田富三《よしだとみぞう》（1903―1973）

病理学者、医学博士。東京帝国大学医学部卒業後、教鞭を取り、実験腫瘍学に尽力する。東京大学医学部長、国語審議会委員、癌研究会癌研究所所長、国際癌学会会長などを歴任。

参考図書

『私伝・吉田富三　癌細胞はこう語った』（文藝春秋　吉田直哉著）

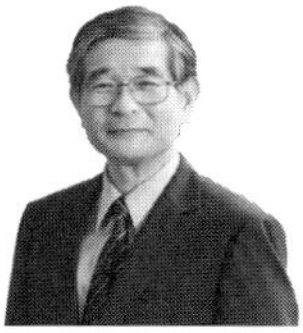

樋《ひ》野《の》興夫《おきお》

1954年、島根県生まれ。順天堂大学医学部病理・腫瘍学教授、順天堂大学大学院医学研究科環境と人間専攻分子病理学教授、医学博士。一般社団法人がん哲学外来理事長。米国アインシュタイン医科大学肝臓研究センター、米国フォックスチェイスがんセンター、癌研実験病理部長を経て現職。日本癌学会理事、日本家族性腫瘍学会名誉理事長、第99回日本病理学会総会会長、がん哲学外来市民学会代表。2008年、提唱する「がん哲学外来」を開設し、現在では「がん哲学外来&メディカルカフェ」を全国で展開。不安を抱えた患者と家族に対話を通して支援する予約制・無料の個人面談「がん哲学外来」をボランティアで行っている。著書に『がん哲学外来の話～殺到した患者と家族が笑顔を取り戻す』（小学館）、『がん哲学外来コーディネーター』（みみずく舎／医学評論社）など。

一般社団法人がん哲学外来ホームページ
http://www.gantetsugaku.org/

構成　由井りょう子
DTP　株式会社昭和ブライト
校正　小学館クリエイティブ
編集　恩田裕子
制作企画　後藤直之
制作　望月公栄
資材　斉藤陽子
宣伝　荒木淳
販売　奥村浩一

いい覚悟で生きる

２０１４年11月３日　初版第１刷発行
２０１６年５月18日　　　第３刷発行

著者　樋野興夫

発行者　伊藤礼子
発行所　株式会社小学館
〒１０１－８００１
東京都千代田区一ツ橋２－３－１
編集　０３－３２３０－５６５１
販売　０３－５２８１－３５５５
印刷所　大日本印刷株式会社
製本所　牧製本印刷株式会社

ISBN 978-4-09-388389-4